U0380272

体质膏方案例研究

第一辑

基于经典名方药食同源
体质膏方理论与实践

主编 ◎ 尤 虎

东南大学出版社
SOUTHEAST UNIVERSITY PRESS
· 南京 ·

图书在版编目（CIP）数据

体质膏方案例研究 . 第一辑，基于经典名方药食同源
体质膏方理论与实践 / 尤虎主编 . -- 南京：东南大学
出版社，2024. 11. -- ISBN 978-7-5766-1660-6

Ⅰ. R289.6

中国国家版本馆 CIP 数据核字第 2024M20T15 号

责任编辑：陈潇潇　　　责任校对：张万莹　　　封面设计：有品堂　　　责任印制：周荣虎

体质膏方案例研究·第一辑　　基于经典名方药食同源体质膏方理论与实践
Tizhi Gaofang Anli Yanjiu·Di-yi Ji　Jiyu Jingdian Mingfang Yaoshi Tongyuan Tizhi Gaofang Lilun Yu Shijian

主　　编：尤　虎
出版发行：东南大学出版社
出 版 人：白云飞
社　　址：南京市四牌楼 2 号　邮编：210096
网　　址：http://www.seupress.com
经　　销：全国各地新华书店
印　　刷：南京迅驰彩色印刷有限公司
开　　本：787mm×1092mm　1/16
印　　张：16.75
字　　数：240 千字
版　　次：2024 年 11 月第 1 版
印　　次：2024 年 11 月第 1 次印刷
书　　号：ISBN 978-7-5766-1660-6
定　　价：88.00 元

本社图书若有印装质量问题，请直接与营销部调换。电话（传真）：025-83791830

基于经典名方药食同源体质膏方理论与实践系列丛书编写指导委员会

作者简介

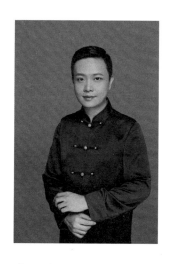

尤　虎

中医博士

中医三大学术体系开创者

（中医四维体系、体质膏方体系、病机经方体系）

国医大师李佃贵学术传承人入室弟子

成都双流固正保和互联网医院院长

成都固正保和中医医学研究院院长

南京九虎古方中医研究院院长

陈氏太极拳第十三代传承人

世界中医药学会联合会中医膏方专业委员会副会长，世界中医药学会联合会亚健康专业委员会理事，中华中医药学会治未病分会常务委员，中国中医药信息研究会经方分会理事，中国民间中医医药研究开发协会浊毒理论研究分会常务理事，中国中药协会药食同源物质评价与利用专业委员会委员，《中国中药杂志》《中医药导报》等核心期刊中医药专栏特邀审稿人，中医高等院校教材《中医情志养生学》编委。参与中国国际经济技术合作促进会团体标准《药食同源类食品质量要求标准》的制定。主持中国中医药研究促进会团体标准《中医体质药食同源膏方标准》的制定。

特色专长

长期致力于中医药科普宣传与医师临床培训，已培训基层中医师、西学中学员近 10 万人。

目前体系课程已更新至"九虎古方·尤氏中医经方（膏方）11.0 传承医学研修班"。

近年来受邀在国内外讲学、直播或为省市电视台特约嘉宾，累计听众和观众数千万人次。

擅长肿瘤等疑难病以及内科、妇科、儿科、男科、五官科、皮肤科常见病的中医调理，中医体质辨识，膏方定制等。

研学经历

现为国医大师李佃贵学术传承人入室弟子，本硕博均就读于南京中医药大学，博士跟师于南京中医药大学中医学院·中西医结合学院中医学系主任、伤寒论教研室主任，国家中医药管理局重点学科伤寒学科带头人伤寒名家周春祥教授，硕士期间跟随国医大师夏桂成教授抄方学习中医妇科，本科期间跟随孟河名医孟景春教授学习中医内科与妇科，跟随经方名医黄煌教授学习经方医学，得到学院派、民族医学与民间医学等诸多名师大家们的指导、秘传与秘方。

学术成就

发表论文多篇，其中被 SCI 收录 3 篇，被核心期刊收录 20 余篇。参与省市级课题 3 项，国家级重点课题 1 项。其中"血瘀质膏方防治肺结节的功效评价及作用机制研究"课题被评为国家卫生健康委员会"十四五"规划全国重点课题一等奖。

在申请国家发明专利 16 项，已授权 4 项；在申请实用新型专利 1 项，已授权 3 项；在申请外观专利 1 项，已授权 3 项；著作权 43 项（含软件著作权、美术作品著作权、文字作品著作权）。出版专著及参编书籍 30 余部。

代表作品有:《四维读伤寒》《九种体质养生膏方》《九种体质养生膏方（第二版）》《江浙沪名家膏方特色经验》《历代名医经方一剂起疴录》《历代名医时方一剂起疴录》《九种体质心身养生》《九种体质太极养生》《中医经典诵读》

《中医情志养生学》《中医肿瘤辨证论治》《金陵名医防治温病经验集》《中华养生本草》《中医药文化智慧》等。

综合成就

常年以专家嘉宾身份录制电视台、广播电台中医科普类节目。参与录制江苏卫视《万家灯火》，东方卫视上海电视台《X诊所》中医科普系列节目。参加南京电视台《我的大学·养生养心说》大型直播系列节目。

2019年2月，以首席学者身份参加阿布扎比、迪拜、佛罗伦萨、罗马等地的中医药文化交流与讲学。

2020年1月，在阿联酋阿布扎比谢赫·扎耶德文化遗产节代表中国中医药参展。

2012年尤虎博士首次提出中医体质膏方学的概念，首创中医体质膏方学，由中国中医药出版社出版专著《九种体质养生膏方》，自2012年以来屡创同类书籍排行榜榜首的纪录，畅销至今，并荣获由中国中医药出版社主办的2020年第六届全国悦读中医活动"最受欢迎的十大中医药好书（科普类）"称号。

2013年起，尤虎博士陆续出版了九种体质系列图书：《九种体质心身养生》《九种体质太极养生》等，创立了中医体质九大调理法，2019年入选全国卫生产业企业管理协会治未病分会"治未病适宜技术"名单，2020年度获得中国科技创新发明优秀成果以及优秀发明奖，推动中医药发展杰出贡献奖，2023年入选国家卫生健康技术推广项目遴选展示等。2019年1月《九种体质养生膏方（第二版）》再次引领中医体质膏方的新浪潮。

在体质膏方研究方面，2023年尤虎博士团队主持的"血瘀质膏方防治肺结节的功效评价及作用机制研究"课题（课题批准号：YYWS5437），从细胞、血清药理学两个层面对血瘀质膏对肺癌、肺结节的功效进行了评价，初步证明血瘀质膏可以抑制肺癌细胞的增殖。该课题被评为国家卫生健康委员会"十四五"规划全国重点课题一等奖。

前　言

中医体质辨识作为中医体检项目，已列入国家公共卫生服务体系，在全国广泛推广和应用，根据体质进行调理已经成为人们的共识。大家在了解自身体质的同时，亟须了解针对自身体质的调理方法。

经典名方，是中医药对全人类的突出贡献与宝贵财富。源于医圣张仲景《伤寒杂病论》所载之方，又被称为"经方"。历代医家在实践过程中，不断对经方进行阐释和发挥，并在临床中创立了更多疗效确切的处方，被学术界称为"时方"。经方与时方共同构成了中医经典名方，经过数千年历代名医大家的积累与实践，至今应用于临床依然是疗效卓著、特色鲜明、优势明显。

中国中医科学院牵头组建了由行业内权威专家组成的古代经典名方专家委员会，中国工程院院士王永炎担任主任委员、中国工程院院士黄璐琦担任副主任委员。古代经典名方专家委员会根据《中医古籍总目》记载的历代代表性医籍，结合医史文献学专家推荐，确定汉代张仲景《伤寒杂病论》经方、官修方书和历代有代表性的古医籍作为重点遴选文献，以 103 种代表性医籍所载的10 万余首方剂作为古代经典名方遴选范围。经多学科专家多轮论证、广泛征求意见、逐层筛选，真正做到百里挑一，最终形成 100 首第一批《古代经典名方目录》，2018 年 4 月 13 日由国家中医药管理局与国家药品监督管理局制定并发布。

　　根据《卫生部关于进一步规范保健食品原料管理的通知》(卫法监发〔2002〕51号)规定的《既是食品又是药品的物品名单》,将体质、食疗与膏方紧密结合。这类药食同源膏方日益被民众所认可,因其安全方便、口味香甜、便于坚持,尤其在改善体质方面疗效卓著且功效持久稳定,所以在中医药浪潮的推动下,服用药食同源的膏方调体治病在我国日渐流行起来。

　　2012年我首次提出中医体质膏方学的概念,首创中医体质膏方学,由中国中医药出版社出版专著《九种体质养生膏方》,自2012年以来屡创同类书籍排行榜榜首,畅销至今,并荣获由中国中医药出版社主办的2020年第六届全国悦读中医活动"最受欢迎的十大中医药好书(科普类)"称号。2019年1月《九种体质养生膏方(第二版)》再次引领中医体质膏方的新浪潮。

　　在《古代经典名方目录》的指导下,中国中医科学院、北京中医药大学、南京中医药大学、成都中医药大学等多所高等院校的专家、教授组建了研究团队,我们经过十余年的科研攻关,以中医整体观念和辨证论治为原则,根据中医体质学说、药食同源理论,集合了国内中医院校的科研实力与国内知名三甲医院一线的临床优势,总结了历代经典名方与体质相关的内容,并经过反复临床实践,以精选出的中医经典名方方义为基础,精选道地药食同源的药材,依据经典名方,采用古法熬制,推出的九体草本膏被市场接受并认可。

　　2012年3月我们与中国中医科学院中药研究所合作采用超高效液相色谱-高分辨质谱法(UPLC-Q-TOF-MS)对九体草本膏的定性"制剂质量标志物"进行研究,在9个系列产品中共鉴定了包括氨基酸类、核苷类、有机酸类、黄酮类、糖苷类和生物碱类等在内的182种天然化学成分。

　　2023年我们团队主持的"血瘀质膏方防治肺结节的功效评价及作用机制研究"课题(课题批准号:YYWS5437),从细胞、血清药理学两个层面对血瘀质膏对肺癌、肺结节的功效进行了评价,初步证明血瘀质膏可以抑制肺癌细胞的增殖。该课题被评为国家卫生健康委员会"十四五"规划全国重点课题一等奖。

　　本书经过多方面深入且细致的研究,其中涵盖理论研究、实验研究以及案例研究等多种研究方法,全面且翔实地阐述了基于经典名方的药食同源体质膏方在调理体质方面所具有的独特优势。

　　从理论研究角度来看,经典名方经过数千年中医理论体系的滋养与沉淀,每一首方剂背后都有着深厚的中医理论依据。药食同源的理念更是中医智慧的体现，许多食物与药物具有相同的性味归经，这为体质膏方的配伍提供了丰富的资源。将经典名方与药食同源的材料相结合制成的体质膏方，在理论上就具备了精准调理体质的潜力。

在实验研究方面，通过严谨的科学实验设计，对药食同源体质膏方进行了多维度的分析。从成分分析到药理作用研究，从对不同体质模型的干预效果到安全性评估等一系列实验，结果都表明这种体质膏方在改善人体的生理机能、调节身体内环境的平衡等方面有着积极的作用。

案例研究则为体质膏方的有效性提供了直观的现实依据。众多临床案例显示，不同体质类型的患者在使用基于经典名方的药食同源体质膏方后，均取得了不同程度的体质改善效果。无论是体质虚弱容易感冒的患者，还是因体质偏颇而患有慢性疾病的患者，都从膏方的调理中获益。

随着现代社会的不断发展，人民生活水平日益提高，人们对健康的追求已经不再局限于疾病的治疗，更多地开始关注如何预防疾病、提升整体健康水平以及改善自身的体质状况。在这种大背景下，基于经典名方的药食同源体质膏方凭借其独特的调理体质优势，必然会受到越来越多的关注与青睐，从而成为调体治病这一健康领域的全新发展方向。药食同源膏方不仅体现了中医传统智慧与现代健康需求的完美结合，更是为人们追求健康生活提供了一种全新的、具有中医特色的解决方案。

尤　虎

成都双流固正保和互联网医院

成都固正保和中医医学研究院

2024 年 8 月 9 日

目录

第一章

理论研究

第一节　经典名方

经典名方是中医药对全人类的突出贡献与宝贵财富。其中源于医圣张仲景《伤寒杂病论》所载之方，又被称为"经方"。历代医家在实践过程中，不断对经方进行阐释和发挥，并在临床中创立了更多疗效确切的处方，被学术界称为"时方"。

经方与时方共同构成了中医经典名方，经过数千年历代名医大家的积累与实践，至今应用于临床依然疗效卓著、特色鲜明、优势明显。

一、什么是经方

经方，是我国汉代张仲景所著《伤寒杂病论》（后世分为《伤寒论》及《金匮要略》）所记载之方剂。目前在学术界公认的版本中，《伤寒论》载方113首，《金匮要略》载方205首，除去重复的38首，共计280首。

经方是"医方之祖"，后世中医学家称《伤寒杂病论》为"活人之书""方书之祖"，尊张仲景为"医圣"。古今中外的中医学家常以经方作为祖方，按照辨证论治的原则化裁出一系列方剂。经方的特点可概括为"普、简、廉、效"，所以后世所公认的"经方"是指张仲景《伤寒杂病论》中所记载的方剂。

经方的用药大多在5味到10味，配伍精当，气势恢宏，对于病症表现，精细入微，而其加减又千变万化。其中《伤寒论》论述了所有疾病发生的基本脉证规律与治则方药，是中医辨证治疗学的总论；而《金匮要略》是以杂病为纲以方证为目，属于各论。

经方强调方与证的严格对应。例如，麻黄汤证与桂枝汤证在"无汗，脉浮紧"与"汗出，脉浮缓"上的症状区别。如"太阳病，项背强，无汗恶风，葛根汤主之"与"太阳病，项背强，反汗出恶风者，桂枝加葛根汤主之"之间的细微差别。

二、什么是时方

时方，以唐宋以后的方剂为主，理论基础来源于《黄帝内经》，是以阴阳五行、脏腑经络、五运六气为指导的辨证思想。张元素创造"药物归经"正式开启了时方时代，这一流派从唐宋开始，流传最广，一直都是历代中医的主体。

从汉唐到明清，绝大部分的中医典籍，均属时方体系，如钱乙《小儿药证直诀》、张元素《医学启源》、张景岳《景岳全书》、陈士铎《辨证录》等。这一流派的临证思维特点是，根据患者的临床症状，判断其气血阴阳盛衰，脏腑经络虚实等，辨出其相应的病机，进而确定治法，最终拟定方药。时方中的泻白散、泻黄散、导赤散、左金丸、龙胆泻肝汤等方名即已显示其思维特征。

三、经方派和时方派最根本的区别

根据用方习惯的差异，中医又可以分为经方派与时方派。二者最大的区别在于：经方派以医圣张仲景《伤寒论》中的"三阴三阳病脉证并治"为主，以使用经方为特色；而时方派以脏腑经络辨证为主，灵活用药组方。

经方重于辨三阴三阳病脉证并治，时方重于辨阴阳五行脏腑经络；前者在于用方，后者在于择药。

经方按照三阳病（太阳病、阳明病、少阳病）与三阴病（太阴病、少阴病、厥阴病）脉证并治，以经方临证应用为特色，很少讨论阴阳五行、脏腑经络等概念。

而阴阳五行、脏腑经络辨证则是根据阴阳五行理论，结合疾病侵犯部位对应某脏某腑某经某络进行归类最终进行诊断，并按照药物的性味、归经、升降浮沉、上下薄厚而自己遣方用药。

经方和时方代表了不同时期的中医学术思想，也体现了两汉及两宋金元时期思考方式的差异，是时代发展的必然结果。

四、古代经典名方目录

中国中医科学院牵头组建的古代经典名方专家委员会，由中国工程院院士王永炎担任主任委员，中国工程院院士黄璐琦担任副主任委员，根据《中医古籍总目》记载的历代代表性医籍，结合医史文献学专家推荐，确定汉代张仲景《伤寒杂病论》经方、官修方书和历代有代表性的古医籍作为重点遴选文献，以 103 种代表性医籍所载 10 万余首方剂作为古代经典名方遴选范围。经多学科专家多轮论证、广泛征求意见、逐层筛选，真正做到百里挑一，最终形成第一批 100 首《古代经典名方目录》，2018 年 4 月 13 日由国家中医药管理局会同国家药品监督管理局制定并予以公布。

根据国家中医药管理局《古代经典名方目录制定的遴选范围与遴选原则》，我们可以得到以下信息：

- 目前仍广泛应用、疗效确切、具有明显特色及优势；
- 围绕中医优势病种选择方剂，主治要兼顾已上市中成药涉及较少的病证；
- 古代典籍中有较多记载及医案证据，现代文献中有较多临床及实验研究报道；
- 得到中医临床进一步凝练、权威专家广泛认可；
- 各类中医药教材中广为收录；
- 处方中不含有《中华人民共和国药典》2015 年版收载的大毒药材；
- 处方中不涉及国家重点保护的野生动物药材品种目录的一级保护品种；
- 处方中不含有十八反和十九畏等配伍禁忌；
- 原则上适用范围不包括急症、危重症、传染病，不涉及孕妇、婴幼儿等特殊用药人群；
- 国内未上市品种。

严格地说，符合上述要求的，才是目前我们所讲的"经典名方"，这是个狭义的概念。例如，六味地黄丸为经典的补肾方，但是由于目前市场上已经有很多六味地黄丸品种，不属于未上市品种，所以未在本次的"经典名方"目录中。同样，为什么治疗急性病、危重症的很多古方也不会出现在目录中？因为简化申报的规定要求，不能含有"大毒"的中药，而治疗急危重症的往往是一些偏性较大的虎狼之药。

那么，究竟哪些方子"有幸"成了"经典名方"呢？ 第一批的《古代经典名方目录》，实际上是由以下 100 首古方组成的：

《伤寒论》14 首：桃核承气汤、竹叶石膏汤、麻黄汤、旋覆代赭汤、真武汤、吴茱萸汤、芍药甘草汤、半夏泻心汤、小承气汤、猪苓汤、黄连汤、甘草泻心汤、当归四逆汤、附子汤；

《金匮要略》14 首：麦门冬汤、苓桂术甘汤、厚朴麻黄汤、黄芪桂枝五物汤、桂枝芍药知母汤、半夏厚朴汤、泽泻汤、百合地黄汤、枳实薤白桂枝汤、大建中汤、橘皮竹茹汤、甘姜苓术汤、厚朴七物汤、瓜蒌薤白半夏汤；

《千金翼方》1 首：当归建中汤；

《备急千金要方》4 首：温胆汤、小续命汤、温脾汤、开心散；

《普济本事方》2 首：槐花散、竹茹汤；

《严氏济生方》3 首：当归饮子、辛夷散、实脾散；

《妇人大全良方》2 首：温经汤、三痹汤；

《小儿药证直诀》1 首：泻白散；

《太平惠民和剂局方》3 首：甘露饮、华盖散、清心莲子饮；

《脾胃论》1 首：升阳益胃汤；

《兰室秘藏》4 首：清胃散、当归六黄汤、乌药汤、圣愈汤；

《内外伤辨惑论》3 首：羌活胜湿汤、当归补血汤、厚朴温中汤；

《黄帝素问宣明论方》1 首：地黄饮子；

《素问病机气宜保命集》2 首：大秦艽汤、三化汤；

《医学统旨》1 首：清金化痰汤；

《景岳全书》8 首：桑白皮汤、金水六君煎、暖肝煎、玉女煎、保阴煎、化肝煎、济川煎、固阴煎；

《外科正宗》1 首：托里消毒散；

《寿世保元》1 首：清上蠲痛汤；

《万病回春》1 首：清肺汤；

《证治准绳》2 首：养胃汤、清骨散；

《普济方》1 首：石决明散；

《简明医彀》1 首：保元汤；

《瘟疫论》1 首：达原饮；

《医学衷中参西录》1 首：升陷汤；

《温病条辨》5 首：三甲复脉汤、益胃汤、沙参麦冬汤、新加香薷饮、桑杏汤；

《医学心悟》3 首：半夏白术天麻汤、蠲痹汤、二冬汤；

《医原》1 首：藿朴夏苓汤；

《伤寒瘟疫条辨》1 首：丁香柿蒂散；

《医方絜度》1 首：一贯煎；

《傅青主女科》6 首：易黄汤、宣郁通经汤、完带汤、清肝散、清肝止淋汤、两地汤；

《验方新编》1 首：四妙勇安汤；

《医林改错》1 首：身痛逐瘀汤；

《医宗金鉴》4 首：枇杷清肺饮、五味消毒饮、黄连膏、除湿胃苓汤；

《妇科冰鉴》1 首：桃红四物汤；

《辨证录》1 首：散偏汤；

《医门法律》1 首：清燥救肺汤；

《外科大成》1 首：凉血地黄汤。

2022 年 9 月 14 日，国家中医药管理局会同国家药品监督管理局制定并公布了《古代经典名方目录》（第二批　儿科部分），包含异功散、泻黄散、白术散、消乳丸、苏葶丸、人参五味子汤、清宁散 7 首古代经典名方。

2023 年 8 月 23 日，国家中医药管理局、国家药品监督管理局联合发布《古代经典名方目录》（第二批），共包含 217 首方剂，其中汉族医药方剂 93 首、藏医药方剂 34 首、蒙医药方剂 34 首、维医药方剂 38 首、傣医药方剂 18 首。

以上就是目前常说的"经典名方"，其使用广泛、疗效可靠，在治未病、慢病控制和疑难杂症等方面都可以发挥其优势作用。保留经典名方也是对中医古老精华的传承。因此，这些崭新的古代经典名方制剂也会在未来被不断推向市场。

第二节　药食同源

中国的饮食疗法，历史悠久，自古以来就有"药食同源""医食同源"的说法，早在 5000 年前甲骨文中已有"养生"的记载。《黄帝内经·素问·上古天真论》提出"上古之人，其知道者……饮食有节，起居有常……而尽终其天年，度百岁乃去"，并提出符合现代营养学观点的"五谷为养，五畜为益，五菜为充，五果为助"（《黄帝内经·素问·脏气法时论》）的膳食模式。

一、药食同源的发展历史

我国的饮食疗法已有 2000 多年历史，在中医理论指导下，应用食物来保健强身、预防和治疗疾病，或促进机体康复以及延缓衰老。它和药物疗法、针灸、推拿、气功、导引等一样都是中医学的重要组成部分。从某种意义上讲，我国的饮食疗法在健康教育、健康管理、预防医学、康复医学、老年医学领域都占有重要的地位。

饮食治疗经过原始社会和奴隶社会的漫长岁月，由萌芽而渐趋形成雏形。至公元前 5 世纪的周代，当时统治阶级为了保护他们的健康和调制适宜的饮食，开始设置食医和食官以专司其事。"食医"这种职务，与"疾医""疡医""兽医"一起构成周代医政制度的四大分科，并排在诸医之首。当时食医专管调和食味，注意营养，防治疾病，确定四时的饮食，是专为王室服务的。如《周礼·天官》记载："食医中士二人，掌和王之六食、六饮、六膳、六羞、百酱、八珍之齐。"可见，当时已将食治提到很高的地位，且逐渐成为专业。西周设置了食医和食官以专司其事。

随着生产力的发展，到了秦汉时期，饮食保健也从长期的实践经验积累、发展成为一门学科，并被纳入当时正规的医疗保健制度中，从理论上加以总结，这标志着我国的食疗学体系已初步形成。主要表现包括食疗食物在内的本草学的发展及辨证论膳医疗原则的确立等。

秦汉之际，方士蜂起，顺应统治阶级帝王们的愿望，寻求长生登仙之道。如秦代的安期生、汉代的李少君、晋代的葛洪，他们对饮食营养、卫生等都有相当的阐发，其中虽有不合理的成分，但对食治食养都有或多或少的贡献。晋唐时期，饮食营养学在前代初步形成的理论指导下，食养食疗实践和经验的积累更为广泛和丰富，特别是对一些营养缺乏性疾病的认识和治疗取得较大成就。对若干由营养素缺乏所致的疾病如甲状腺肿、脚气病、夜盲症等都有一定的认识，并用有关食物来进行治疗。总之，当时食疗已被医家充分重视。

我国最早的本草文献《神农本草经》记载的 365 种药物中，有半数以上品种可药食兼用，有延年益寿功效者 85 种。东汉末年，张仲景在《伤寒论》和《金匮要略》中采用不少食物，用以治病，如书中提出的"猪肤汤"和"当归生姜羊肉汤"都是典型的食疗处方。

东晋时，葛洪在《肘后备急方》中记录了"海藻酒方"，是用海藻、昆布等治疗瘿病（即甲状腺肿），以及用猪胰治消渴病（糖尿病）。南北朝陶弘景的《名医别录》中指出用牛、羊肝治疗雀目眼，他还总结前人成果，写成《本草经集注》，首创把药物分成八类，其中就有三类（即果、菜、米食）属于食疗药物。

唐代孙思邈在其所著的《备急千金要方》中设有食疗专篇，收载食物 150 多种，分"果实、菜蔬、谷米、鸟兽虫鱼"四门来叙述，并总结出五脏所宜食法。在《千金翼方》中就强调："若能用食平疴，释情遣疾者，可谓良工，长年饵生之奇法，极养生之术也。夫为医者，当需先洞晓病源，知其所犯，以食治之，食疗不愈，然后命药。"他还引扁鹊的话说："不知食宜者，不足以存生也，不明药忌者，不能以除病也……若能用食平疴释而遣疾者，可谓良工。"与此同时，在理论总结上，食疗开始逐渐从各门学科中分化出来，出现了专门论述食疗的专卷，标志着食疗专门研究的开始。孟诜的《食疗本草》是最早的一部专讲食物疗法的药物学专著，共收药物、食物 241 种，其中不少品种为唐初本草书中所未收录；另有动物脏器的食疗方法和藻菌类食品的医疗应用以及不同地域所产食品和南、北方不同的饮食习惯，妊娠产妇、小儿饮食宜忌等记述，具有较高的研究价值。此外，王焘著《外台秘要》有多种食治疾病的方法和食禁，并记述饮食不当可导致疾病。昝殷的《食医心鉴》也提出了各种疾病的食物疗法共 13 条，药方 209 首。

宋、金、元时期食疗学有了较全面的发展。如宋代王怀隐等所编的《太平圣惠方》，记载 28 种疾病都有食治方法。宋代赵佶组织编写的《圣济总录》中专设"食治"的共有 30 条，详述各病的食治方法。林洪著《山家清供》，载各种食物 102 种，有荤有素，有茶点饮料、糕饼羹菜、粥饭果品等。特别值得提出的是，元代宫廷的饮膳太医忽思慧写的《饮膳正要》一书，这是我国现存最早的营养学专著。该书从健康人的饮食方面立论，继承了食、养、医结合的传统，对每一种食物都同时注意它的养生和医疗效果，并且详述其制作方法、烹调细则，书中大部分篇幅是叙述"食补"的，正如书中"自序"中所说："……谷肉果菜，取其性味者，集成一书，名曰饮膳正要。"此外，吴瑞著的《日用百草》，也是我国营养学的名著。这一时期，影响较大的代表著作还有《寿亲养老新书》等。

明、清时期食疗本草有了进一步发展，其中有的从营养学观点出发讨论食物的营养价值；有的则从治疗学观点论述各种食物的治疗作用，并且把食物按治疗作用进行分类。明代李时珍的《本草纲目》共载药 1 892 种，增加保健食品 347 种，其中不少是食物。同时代的还有汪颖的《食物本草》、宁原的《食鉴本草》，都是通俗易懂并且行之有效的食疗著作。王士雄所著的《随息居饮食谱》是清代著名食疗名著，书的前序中谓："人以食为养，而饮食失宜或以害身命。"王氏主张"食无求饱，味勿厚滋，而以清淡洁净，适合时令为佳"。黄鹄辑的《粥谱·附广粥谱》成为现存的第一本药粥专著。另外，还有《饮食须知》等从不同角度对食物的性能、功用、主治、膳食结构等做了有实用价值的阐述。《救荒本草》等救荒和野菜类著作，则扩大了食物的来源，这是营养学上的一大贡献。

总之，食疗在上古时代与医药同时萌芽和发生，至商周已具雏形，经周、秦、汉、晋逐渐充实，至唐而集大成，达繁荣昌盛之境。宋、金、元、明、清各代皆有发展并形成了较为完善的食疗食养理论学说，积累了非常丰富的保健经验。近年来，随着中医学的发展、人民生活水平的提高，在饮食生活方面对食养食疗也提出了更高的要求。传统的饮食疗法又有了新的发展，在著作方面出现许多专业工具书，如食养食疗、保健医疗食品类书和辞书等。同时，大量科普书籍也相继问世。更引人瞩目的是，近年来，中医食疗和食补开始进入各个专业方面，并取得不少科学成果。现在，不少中医单位开展了食疗的临床工作，制造了药膳和疗效食品。个别中医院设立食疗科或食疗门诊，传统中医保健食品也被广泛推广、应用。

二、药食同源药物与食物简介

中医学自古以来就有"药食同源"（又称为"医食同源"）理论。这一理论认为：许多食物既是食物也是药物，食物和药物同样能够防治疾病。

2021 年 11 月 10 日，国家卫生健康委发布《关于印发〈按照传统既是食品又是中药材的物质目录管理规定〉的通知》规定：食药物质是指传统作为食品，且列入《中华人民共和国药典》（以下简称《中国药典》）的物质。

此前，卫生部公布《关于进一步规范保健食品原料管理的通知》，对药食同源物品、可用于保健食品的物品和保健食品禁用物品做出具体规定。三种物品名单如下：

卫健委公布的既是食品又是药品的中药名单：

丁香、八角茴香、刀豆、小茴香、小蓟、山药、山楂、马齿苋、乌梢蛇、乌梅、木瓜、火麻仁、代代花、玉竹、甘草、白芷、白果、白扁豆、白扁豆花、龙眼肉（桂圆）、决明子、百合、肉豆蔻、肉桂、余甘子、佛手、杏仁（甜、苦）、沙棘、牡蛎、芡实、花椒、赤小豆、阿胶、鸡内金、麦芽、昆布、枣（大枣、酸枣、黑枣）、罗汉果、郁李仁、金银花、青果、鱼腥草、姜（生姜、干姜）、枳椇子、枸杞子、栀子、砂仁、胖大海、茯苓、香橼、香薷、桃仁、桑叶、桑椹、橘红、桔梗、益智仁、荷叶、莱菔子、莲子、高良姜、淡竹叶、淡豆豉、菊花、菊苣、黄芥子、黄精、紫苏、紫苏籽、葛根、黑芝麻、黑胡椒、槐米、槐花、蒲公英、蜂蜜、榧子、酸枣仁、鲜白茅根、鲜芦根、蝮蛇、橘皮、薄荷、薏苡仁、薤白、覆盆子、藿香。（以上为 2012 年公示的 87 种）

2010 年 3 号公告：新增 5 种

玫瑰花（重瓣红玫瑰）、凉粉草（仙草）、夏枯草、布渣叶（破布叶）、鸡蛋花。

2012 年 17 号公告：

人参（人工种植）。

2019 年 11 月 25 日新增 6 种中药材物质：

当归、山奈、西红花、草果、姜黄、荜茇，在限定使用范围和剂量内作为药食两用。

2019 年 11 月 25 日新增 9 种中药材物质作为按照传统既是食品又是中药材：

党参、肉苁蓉、铁皮石斛、西洋参、黄芪、灵芝、天麻、山茱萸、杜仲叶，在限定使用范围和剂量内作为药食两用。

卫健委公布的可用于保健食品的中药名单：

人参、人参叶、人参果、三七、土茯苓、大蓟、女贞子、山茱萸、川牛膝、川贝母、川芎、马鹿胎、马鹿茸、马鹿骨、丹参、五加皮、五味子、升麻、天门冬、天麻、太子参、巴戟天、木香、木贼、牛蒡子、牛蒡根、车前子、车前草、北沙参、平贝母、玄参、生地黄、生何首乌、白及、白术、白芍、白豆蔻、石决明、石斛（需提供可使用证明）、地骨皮、当归、竹茹、红花、红景天、西洋参、吴茱萸、怀牛膝、杜仲、杜仲叶、沙苑子、牡丹皮、芦荟、苍术、补骨脂、诃子、赤芍、远志、麦门冬、龟甲、佩兰、侧柏叶、制大黄、制何首乌、刺五加、刺玫果、泽兰、泽泻、玫瑰花、玫瑰茄、知母、罗布麻、苦丁茶、金荞麦、金樱子、青皮、厚朴、厚朴花、姜黄、枳壳、枳实、柏子仁、珍珠、绞股蓝、胡芦巴、茜草、荜茇、韭菜子、首乌藤、香附、骨碎补、党参、桑白皮、桑枝、浙贝母、益母草、积雪草、淫羊藿、菟丝子、野菊花、银杏叶、黄芪、湖北贝母、番泻叶、蛤蚧、越橘、槐实、蒲黄、蒺藜、蜂胶、酸角、墨旱莲、熟大黄、熟地黄、鳖甲。

保健食品禁用中药名单（注：毒性或者副作用大的中药）：

八角莲、八里麻、千金子、土青木香、山莨菪、川乌、广防己、马桑叶、马钱子、六角莲、天仙子、巴豆、水银、长春花、甘遂、生天南星、生半夏、生白附子、生狼毒、白降丹、石蒜、关木通、农吉利、夹竹桃、朱砂、米壳（罂粟壳）、红升丹、红豆杉、红茴香、红粉、羊角拗、羊踯躅、丽江山慈姑、京大戟、昆明山海棠、河豚、闹羊花、青娘虫、鱼藤、洋地黄、洋金花、牵牛子、砒石（白砒、红砒、砒霜）、草乌、香加皮（杠柳皮）、骆驼蓬、鬼臼、莽草、铁棒槌、铃兰、雪上一枝蒿、黄花夹竹桃、斑蝥、硫黄、雄黄、雷公藤、颠茄、藜芦、蟾酥。

三、药食同源与中医体质

体质是人体生命过程中在先天禀赋和后天调养的基础上（受生活方式、生活环境等多种因素的影响）所形成的形态结构、生理机能和心理状态等方面综合的、相对稳定的固有特性。

体质可决定人们对某些疾病的易感性、症状表现、治疗反映以及预后和转归等，是产生不同疾病的决定因素之一，也是辨证施治、辨体施养、辨残康复的前提。因此，对于体质的正确认识和把握，是养生、康复和疾病治疗的关键之一。

中医体质学将不同人的体质分为平和质、气虚质、阴虚质、阳虚质、痰湿质、湿热质、气郁质、血瘀质和特禀质9种类型。合理的饮食不仅可以强身健体，还可有效地改善偏颇体质，起到调整体质、防病治病的作用。虽然全面膳食、荤素搭配是饮食营养的基础，但并不是一种饮食模式。如今科学饮食健康观念所提倡的是：饮食保健个性化，膳食保健看体质，做到"辨体施膳"。所以，膳食的选择应与体质状态相一致，方能起到强身健体、平衡阴阳的目的。

第三节　体质理论

中医体质学是以中医学理论为指导，研究人类各种体质特征、体质类型的生理、病理特点，并以此分析疾病的反应状态、病变的性质及发展趋向，从而指导疾病预防、治疗及养生康复的一门学科。

《黄帝内经·灵枢·阴阳二十五人》以五行的特性为依据，总结了人体的肤色、形体、举止、性格等生理和心理特征及与四时气候的适应性等特点，将人先划分为木形、火形、土形、金形、水形 5 种人格体质类型。以此为基础，又结合五音太少、阴阳属性及手足三阳经的左右上下、气血多少之差异，将每一基本类型再推演为 5 种亚型，即 25 种类型。在此基础上论述了不同类型的个体生理、心理特征的差异，外在体貌和人与地域、时令的关系，以及调治的原则。该篇与《黄帝内经·灵枢·通天》提出的阴阳五态人多偏重于人格气质分型。

"以人为本，因人制宜"，重视个体化诊疗是中医学的重要思想。中医体质学的基本内涵是以中医学理论为基础，以人类体质为研究对象，以指导疾病防治和养生康复为研究目的，包含相关概念阐述，体质分类，疾病预防、诊断、治疗，以及现代体质研究方法等一系列重要内涵的学术体系。中医体质学属于基础理论与临床应用、传统医学与现代相关学科紧密结合的新兴交叉学科。

2006 年"中医体质分类判定标准及其方法学体系建立的研究"通过教育部鉴定，被确定为中华中医药学会标准，成为对中医体质类型进行辨识的标准化方法和工具，得到广泛的推广应用。2008 年 1 月"中医体质分类判定标准的研究及其应用"获得了 2007 年度国家科技进步二等奖。体质辨识被广泛应用于亚健康、慢性病高危人群、健康体检及个体养生保健，在"治未病"的实践中发挥着独特作用。

中医体质学的核心内容，主要体现在体质基本概念的界定、四个基本原理的确立、三个科学问题的提出、中医体质分类及其判定标准的确定、三项体质辨识技术的开发、四个个体差异特征群的提炼、辨体—辨病—辨证诊疗模式的提出、体质三级预防概念体系的提出、中医体质学研究方法的不断创新等方面。

一、体质的基本概念

中医体质学对中医"体质"的概念明确表述为："体质是个体生命过程中，在先天遗传和后天获得的基础上表现出的形态结构、生理机能和心理状态方面综合的、相对稳定的特质。这种特质反映在生命过程中的某些形态特征和生理特性方面，对自然、社会环境的适应能力和对疾病的抵抗能力方面，以及发病过程中对某些致病因素的易罹性和病理过程中疾病发展的倾向性等方面。"

体质现象作为人类生命现象的一种重要表现形式具有"个体差异性、群类趋同性（群类性）与相对稳定性和动态可变性等特点"。

二、四个基本原理

中医体质学说的四个基本原理共同奠定了中医体质研究的出发点和理论背景，决定了中医体质学理论体系的基本范围，对中医体质学的整体发展提出了依据和方向。

（一）体质过程论

体质是一种按时相展开的生命过程。基本观点是：

体质是一种按时相展开的，与机体发育同步的生命过程。

体质发展的过程表现为若干阶段，即幼年（稚阴稚阳）→青年（气血渐盛）→壮年（气血充盛）→老年（五脏气衰）。其中每个阶段的体质特性也有相应的差异，这些不同的体质阶段依机体发育的程序相互连续，共同构成个体体质发展的全过程。

不同个体的体质发展过程，由于先天禀赋的不同而表现出个体间的差异性，其中影响较大的因素是性别差异、某些生理缺陷与遗传性特异体质。因此，体质的研究不能离开一定的时限性。

（二）心身构成论

体质是特定躯体素质与一定心理素质的综合体。基本观点是：

体质是由特定躯体素质（包括形态和功能两个方面）与相关心理素质的综合体。

构成体质的躯体素质和心理素质之间的联系是稳定性与变异性的统一。

体质分型的标准或人群个体差异性的研究应当注意到躯体—心理的相关性。因此，对个体体质的研究不能只重躯体而轻视心理因素。

（三）环境制约论

环境对体质的形成与发展始终起着重要的制约作用。基本观点是：

在个体体质的发展过程中，生活条件、饮食构成、地理环境、季节变化以及社会文化因素都可产生一定的制约性影响，有时甚至可起到决定性作用。因此，体质研究应考虑不同成长环境中形成的体质差异。

（四）遗传决定论

遗传是决定体质形成和发展的主要内在因素。基本观点是：

体质差异、个体体质的形成在很大程度上是由遗传所决定的，不同个体的体质特征分别具有各自不同的遗传背景，这种由遗传背景所决定的体质差异，是维持个体体质特征相对稳定性的一个重要条件。因此，体质研究应考虑种族、家族和孕育因素，体质遗传学研究是其重要内容。

中医体质学基本原理的确立，决定了中医体质学理论体系的基本范围，对中医体质学的整体发展提出了依据和方向。

三、三个科学问题

在中医体质学四个基本原理的基础上，2006 年北京中医药大学王琦教授在《中医杂志》上连续发表了《论中医体质研究的 3 个关键问题》（上、下）两篇学术文章首先提出了"体质为本，心身构成，体病相关，可分可调"的科学假说，接着详尽阐述了中医体质学研究主要涉及的三个关键科学问题。

（一）体质可分论

体质可分论，即体质可以客观分类。中医体质分类具有文献依据、临床依据和相应的生物学基础。

（二）心身构成论

心身构成论，即体质是特定躯体素质与一定心理素质的综合体，体现了中医"形神合一"的思想。

（三）体病相关论和体质可调论

体病相关论，即体质和疾病有明显的相关性，体质类型影响发病的倾向性。体质可调论，即体质既具有稳定性又具有可变性，通过干预可以调整体质偏颇。

针对这三个关键科学问题，分别阐述了它们的提出依据和研究方法，为中医体质学研究接下来的发展指明了正确的思路和方向。

四、中医体质分类及其判定标准

"基于因人制宜思想的中医体质理论基础研究"("973"计划)课题组根据量表设计的原理，结合文献研究和焦点小组讨论等方法，在中医体质理论指导下编制出《中医体质量表》，初步形成了由平和质、气虚质、阳虚质、阴虚质、痰湿质、湿热质、瘀血质、气郁质、特禀质9个亚量表结构构成的、60个条目、以自填为主的标准化量表。又先后通过对1 247例样本的中医体质流行病学预调查和全国范围内2万例大样本中医体质流行病学调查的结果进行数据分析，以此为依据对量表进行多次修改完善，并对量表进行了信度、效度评价。经量表研究专家鉴定，认为量表的整体开发过程科学严谨，可作为判断不同体质类型的诊断工具。运用现代研究手段和中医传统的体质分类方法有机结合，形成了符合中医特色的体质分类判定标准。

在此基础上课题组又制定出《中医体质分类判定标准》。"中医体质分类判定标准及其方法学体系建立的研究"于2006年通过教育部鉴定，鉴定意见认为："该项目发现的有关体质分类、体质差异等重要科学现象和规律，为生命科学提供了新的认识方法和体系。本书按照量表开发的科学程序和方法，编制的符合中医特色的《中医9种基本体质分类量表》，其实用性、再现性、一致性良好。在此基础上制定的《中医体质分类判定标准》，操作性强，准确度高。量表的开发和判定标准的制定，为体质分类提供了标准化的工具和方法，在体质研究方面达到国际领先水平。"

该判定标准因其"既科学规范，又简便易行，适于自我评价"而被中华中医药学会定为学会标准，被广泛推广应用，为实现个性化的养生、保健及亚健康防治、提高国民整体素质提供了理论依据和有效的方法，在当前中医"治未病"工程的实践中正发挥着独特作用。据统计，《中医体质分类判定标准》用于"治已病"的医疗服务体系，在全国中医院得到应用，涉及内、外、妇、儿各科，还用于"治未病"的预防保健体系，在各地"治未病"中心开展体质辨识体检及咨询服务。

五、三项体质辨识技术的开发

继《中医体质量表》和《中医体质分类判定标准》的研制实现了体质理论向实践的转化之后，2007 年，体质研究课题组利用计算机信息技术的手段又开发出了三项体质辨识新技术，进一步拓展了中医体质理论应用的范围。这三项新技术分别是：

（一）雷达分析图

由于人体内气、血、阴、阳的偏颇往往兼夹出现，因而，体质类型的兼夹现象非常普遍。雷达分析图的开发，将体质得分直观地标注于图上，连接得分点，根据所围成面积的大小就能很方便地进行复合体质的判定。

（二）个体体质信息采集分析系统

在进行了大范围的体质分类实践应用之后，会得到大量的数据，需要进行大规模数据分析修正。个体体质信息采集分析系统的开发，能够针对原始信息群，实现两大功能：一是体质信息存储访问与可视化统计分析；二是体质参数修正。

（三）三维中医体质模型

此项新技术的开发，基于中医 9 种体质类型，利用多媒体技术、计算机图形学等实现对特殊的体质外部细节特征的视觉描述与动态展现，为体质特征模型化及体质健康推广的普及化提供了视觉手段，能够比较广泛地应用于教学、科研与临床中。

六、四个个体差异特征群

2007 年，体质研究团队通过检索大量的古代及现代文献，结合全国大样本体质流行病学调查的结果分析以及临床实践的认识体会，提炼出了个体差异现象的四个表达特征群。个体的体质特征可以从形态结构、生理机能、心理特点、反应状态四个方面进行表达。

1. 形态结构：指可以观察的包括躯体形质的特征群。
2. 生理功能：指可以观察的特异生理信息的特征群。
3. 心理特点：指可以观察的性格、情感等心理方面的特征群。

4.反应状态：指可以观察的对自然环境和社会适应能力方面的特征群。

通过这四个特征群就能对体质现象进行比较分析、甄别归类。比如痰湿体质的人，在形态结构上表现为体形肥胖，腹部肥满松软；在生理功能上多见皮肤油脂较多，多汗，汗黏，眼胞微浮，容易困倦等；在心理特点上以温和稳重多见；在反应状态上对梅雨季节、潮湿环境适应能力较差。这四个个体差异特征群的提炼，为中医体质分类判别提供了切实可行的依据和标尺。

七、辨体—辨病—辨证诊疗模式

在中医体质理论体系构建的过程中，体质研究团队对长期的中医临床实践和科学实验工作进行认真思考总结，在此基础上于 2005 年提出了"辨体—辨病—辨证诊疗模式"。该模式是以体质、疾病、证候之间的内在联系为前提，将辨体、辨病、辨证相结合，进行综合运用的一种临床诊疗模式。该诊疗模式以辨体论治为基础和根本，突破辨证论治的思维定式，拓展了中医临床思维空间，丰富了中医临床诊疗体系。

辨体论治就是以人的体质作为认知对象，从体质状态及不同体质分类的特性，把握其健康与疾病的整体要素与个体差异，在此基础上制定防治原则，选择相应的治疗、预防、养生方法，从而进行"因人制宜"的干预措施。

临床上把"辨体""辨病""辨证"三者结合起来，有利于对疾病本质的全面认识，因而能够有效地提升中医临床疗效。

八、体质三级预防概念体系

体质三级预防概念体系，是指针对不同人群制定相应的预防保健措施，从调体拒邪、调体防病以及调体防变三个演进层次，体现了改善体质在预防保健中的重要作用，为大面积人群"治未病"的实现提供了思路和途径。

（一）一级预防

一级预防，亦称病因预防，是针对致病因素的预防措施。个体体质的特殊性，往往导致机体对某种致病因子的易感性。对于具有偏颇体质而未发病的人群，应采取相应的措施避免致病因子对人体的侵袭，积极改善偏颇体质，增强自身的抵抗力，从而实现对特殊人群的病因预防，阻止相关疾病的发生。

（二）二级预防

二级预防，就是临床前期预防，即在疾病的临床前期做好早期发现、早期诊断、早期治疗的"三早"预防措施。对于理化指标正常，但身体确有不适感觉的亚健康人群和理化指标处于临界状态的人群，如高血压临界、糖耐量低减等，西医学往往缺少有效的防治方法。根据体质类型建立辨体防治方案，对高危人群进行方药干预，纠正体质偏颇，从而达到对相关疾病预防的目的。

（三）三级预防

三级预防，即临床预防。对已患某些疾病者，及时治疗，防止发展。把握患者的体质特征有利于确定证候的变化趋向。证具有变化的特征，而证的变化趋向是由体质决定的。因而在疾病的发展过程中，应时时注意到体质对证候的制约与影响，从而掌握证候的转变规律，更好地为治疗服务。在治疗中注意积极改善患者的偏颇体质，可以从根本上改善证候，治愈疾病。

九、中医体质学研究方法

随着中医体质研究的深入展开，研究重点已由整理古人有关认识转为社会调研及体质分类理论模型的建立，并结合现代生理、生化、免疫、遗传等科学方法和手段，使体质研究出现了宏观与微观相结合，临床分析与理论探讨相结合，传统方法与现代方法相结合的发展前景，在中医体质理论研究、中医体质分类标准规范化研究、中医体质干预研究、中医体质与疾病相关性研究、中医体质分子生物学及遗传学研究等重点研究领域均已取得重大进展。

（一）分子生物学方法

中医体质研究被认为是中医领域中最有希望与现代生物科学技术相结合的方面，有望成为中医现代化研究的重要突破口。通过与相关学科的交融，从分子水平阐明中医体质的物质基础，可以全面提升中医体质学学术研究和创新能力。21世纪以来，一些学者开始应用分子生物学方法对体质的基因表达谱及遗传学特征进行研究，从生物遗传学角度探索体质的内在物质基础。

（二）体质流行病学调查研究方法

人群体质流行病学调查研究既有利于阐明各种人群的体质特征及其分布状况，也为了解地域、季节时令、职业、嗜好等与体质的密切关系提供了翔实的调研数据。

体质的形成是先、后天因素长期共同作用的结果，既是相对稳定的，又是动态可变的，无论是平和质还是偏颇体质都有特定的性格心理特征，且其与形态结构、生理功能相互影响。从干预体质着手，消除不良性格心理赖以存在的偏颇体质基础，并辅以相应的心理治疗，就可以调整心理、情绪的偏颇状态。

实际上，临证治病的目的，在某种程度上就是为了改变患者的偏颇体质。服用适宜的药食是调整体质的重要方法，合理运用药食的四气五味、升降浮沉等性能，可以有效地纠正体质的偏颇。此外，调整和改善体质还应注意调整生活习惯，针对不同的体质类型，对其进行相应的生活指导，通过建立良好的行为方式和生活习惯使体质得到改善。

第四节　膏方调理

"膏"字从"肉"，本义指动物的脂肪，后泛指浓稠的膏状物。在中药制剂中，将中药材加工制成的像动物油脂一样细腻稠厚的半流体状物称为"膏剂"。膏剂与丸、散、丹、酒、露、汤、锭等其他剂型一样，属于中医传统八大剂型之一。分为外敷膏剂及内服膏剂。

外敷膏剂是中医外治法的一种，通称为"膏药"，是将药物施于患者体表某部位，通过发挥药物活血化瘀、通经活络、祛风散寒、拔毒化腐等功能，从而达到治疗疾病或养生保健的目的，常用来治疗外科及皮肤科疾病，对部分内科、妇科疾病亦有疗效。

本节主要介绍内服膏方，它是由医生根据患者体质与所患病证，辨证与辨病相结合，定制出不同处方进行全面整体调理的中医所独有的调补方式。

一、内服膏方源流

（一）初起

膏方历史悠久，内服膏方最早可以追溯到长沙马王堆汉墓出土的成书于春秋战国之际的《五十二病方》《养生方》和《杂疗方》。《五十二病方》中有"以水一斗，煮胶一升、米一升，熟而啜之，夕毋食"的记载，这是最早的药粥记载，这种药粥虽未浓缩成膏，但已经具备了内服膏方的雏形。《养生方》和《杂疗方》两书中记载了用蜜或枣膏制丸的药方，所谓枣膏，就是用煮烂的大枣捣烂成泥状物，在《养生方》中又被称作"枣脂"，以上皆可视为后世内服膏方之滥觞。

成书于战国到西汉时期的《黄帝内经》中记载了两个膏方，其中内服膏方一个。《灵枢·痈疽》曰："痈发于嗌中，名曰猛疽。猛疽不治，化为脓，脓不泻，塞咽，半日死。其化为脓者，泻则合豕膏，冷食，三日而已。"此豕膏为豕油、白蜜煎炼而成，这与现代水煎浓缩制膏有所不同。此方还可外用，文中又曰："发于腋下赤坚者，名曰米疽。治之以砭石，欲细而长，疏砭之，涂以豕膏，六日已，勿裹之。"此为后世以膏治病有内服、外用区分之初始。

东汉初期的《武威汉简》中记载有"治百病膏药方"和"治千金膏药方"等。其中的"治千金膏药方"，不仅记载了膏药的组成、制法，还具体记载了应用病证及用法，如"涂其痛者，上空者遗之中央大如钱，药干复涂之""逆气吞之""喉痹吞之摩之""齿恿涂之""昏衄涂之""鼻中生恶伤涂之亦可吞之"等，明确指出该方除了"涂之""摩之"之外，还可"吞之"，与丸药服法相似。其特点为有完整的组方配伍，药物四味，而不是简单的一二味药，将药物研成粗粉后，用苦酒（即醋）与猪油作溶剂，用脂肪和鸡蛋黄作赋形剂，既可外摩，又可内服。

成书于西汉末年至东汉初年的《神农本草经》，是我国现存最早的本草专著，书中强调中药加工要根据药物性质选择合适的剂型："药性有宜丸者，宜散者，宜水煎者，宜酒渍者，宜煎膏者，亦有一物兼宜者，亦有不可入汤酒者，并随药性，不得违越。"其中就有"煎膏"的记载。书中还首次论述了熬煮制胶的方法——阿胶（鹿皮胶）、白胶（鹿角胶）两种胶的制作方法。此胶剂的制作，为现代的膏剂制作奠定了基础。

东汉末年张仲景在《金匮要略·腹满寒疝宿食病脉证治》中记载了大乌

头煎："用大乌头五枚，水三升，取一升，去渣，纳蜜二升，煎令水气尽，强人服七合，弱人服五合。"这种水煎药物，去药渣，继续浓缩药液，最后入蜜，再煎煮蒸发水分的方法，就是现代制作内服膏方的一般方法。此方可称作是最早的内服膏方。《金匮要略·肺痿肺痈咳嗽上气病脉证治》中的皂荚丸后有"饮以枣膏，安其正也"之说，用大枣制成枣膏内服，以免皂荚涤痰损伤病人正气，可谓后世将膏剂用于补养的起源。

晋代葛洪的《肘后备急方》卷八专列"治百病备急丸散膏诸要方"一节，诸膏方制剂一般是用苦酒（即醋）与猪油作溶剂，药制成后，既可外用以摩患处，又可内服。《外台秘要》卷三十一记载了晋代陈延的《小品方》中有单地黄煎："单地黄煎，主补虚除热，散乳石痈疽疮疖等热方。生地黄随多少，取汁于铜钵中重汤上煮，勿盖釜，令气得泄，煎去半，更以新布滤绞，去粗滓秽又煎，令如饧成矣。"此方可以看作是最早的滋补膏方。

南北朝时期的陶弘景在《本草经集注》中对膏药的制作有详尽的阐述："疾有宜服丸者，宜服散者，宜服汤者，宜服酒者，宜服膏煎者，亦兼服参用所病之源以为制耳。"他对南北朝以前制剂工艺加以总结，为后世制剂工艺奠定了基础："凡合膏，初以苦酒渍，令淹浃，不用多汁，密覆勿泄……煮膏，当三上三下，以泄其焦势，令药味得出……其中有薤白者，以两头微焦黄为候。有白芷、附子者，亦令小黄色也。猪肪勿令经水，腊月弥佳。绞膏亦以新布绞之。若是可服之膏，膏滓亦堪酒煮稍饮之。可摩之膏，膏滓即宜以敷病上，此盖贫野人欲兼尽其力。"

（二）发展

唐代孙思邈在《备急千金要方》卷一"合和第七"中专论药物制剂，关于膏方的制备方法，其内容与《本草经集注》基本一致，膏方的制剂与《武威汉代医简》和《肘后备急方》中大体相同，但部分方剂已与现代膏方十分接近。

就内服膏方的功效来看，唐以前的膏方多以祛邪为主。到了唐代，膏剂的功效扩大了，增加了扶正的药物，出现了大量以补虚为主的膏方。

例如，"金水膏"由生地黄、麦冬、山药、天门冬、紫菀、玉竹、款冬花、白芍药、百合、茜草、知母、广陈皮、川贝母等组成，制法为"水煎浓汁，聚一处……出渣不用，以汁熬膏……然后用炼蜜四五两收之，冷过一周时将贝母粉渐渐调入",并"不时蒸晒毋使花",服法为"用匙盛服,不拘时噙化"。

孙思邈在《千金翼方》中还提出:"凡欲治疗,先以食疗,既食疗不愈,后乃用药尔。"结合其对膏方的深刻见解,其主张可以作为药食同源膏方的发端。基于目前中医界"经方治病,膏方养命"的普遍共识,尤虎博士首先提出:孙思邈为中医膏方的祖师爷——膏方之祖,应与医圣张仲景"经方之祖"齐名。

唐代王焘的《外台秘要》卷三十一载"古今诸家煎方六首",即《广济》之阿魏药煎、鹿角胶煎、蒜煎、地黄煎,《小品》之单地黄煎,《近效》之地黄煎。这些煎方与现代内服膏方相同,均是能滋补强壮以祛除虚损劳伤的膏方。

宋代膏方用途日趋广泛,如从王怀隐等的《太平圣惠方》到官方药局所编的《太平惠民和剂局方》,涉及膏方制备方法的,均引用《本草经集注》和《备急千金要方》。许多内服膏方,仍称之为"煎",如《太平圣惠方》卷二十七治虚劳渴的瓜蒌煎,《圣济总录》卷八十九治虚劳肌瘦的补益煎等。

唐、宋时期,内服膏方基本完成了从萌芽到成长的阶段。

从制法来看,越来越多的膏方采用水煎取浓汁后加蜜等收膏的方法,个别方剂的精细制备工艺已达到较高水平。

从服用方法来看,唐以前内服膏方以吞服为主,其剂量以"枣核大一枚""如弹丸一枚""丸如小豆二三枚"等表示。唐宋膏方逐渐以诸如"用匙盛服,不拘时噙化""酒和服""每服半匙,温水调下,空心食前服"等服法为主。

金元时期,各大医家对膏方无突出贡献,其认识基本与唐宋时无甚区别。

(三)成熟

明代缪希雍所著《先醒斋医学广笔记·炮炙大法》谓:"膏者熬成稠膏也。"膏已成为滋润补益类方剂的专用名称,煎则转为水煎剂的同名语。膏方进一步偏向补益,膏滋备受朝野欢迎,医家更是撷取膏滋之长,加以辨证处方,调治体弱之人,从而出现了因人处方而制的膏方。

明代方贤所著《奇效良方》,汇集了宋明医学之精华,收集膏方甚多,如补精膏、黄精膏等。韩懋所著《韩氏医通》,收录有霞天膏,治沉疴痼疾等。霞天膏源自朱丹溪"却疾养寿"的倒仓法,以黄牛肉为主要原料,韩懋便将牛肉制成霞天胶。孙一奎之《赤水玄珠》所载膏方组成复杂,其中补真膏由黄精、山药、生地黄、熟地黄、天冬、麦冬、莲肉、巨胜子、柏子仁、松子仁、何首乌、人参、茯苓、菟丝子、杜仲、肉苁蓉、五味子、黄柏、白术、当归、甘草、陈皮、砂仁、知母、白芍、川芎、鹿茸、小茴香、苍术共二十九味药组成，主治虚损劳怯。此方药味众多，配伍全面，首开现代临床膏滋药集多种功效药物于一炉，以解决复杂病证之端。

龚廷贤的《寿世保元》谓"膏者，胶也"，集抗老膏方多首，如茯苓膏、银杏膏等。《先醒斋医学广笔记》卷四为炮炙大法，末附用药凡例，对丸散汤膏的制法和适应证，以及煎药及服药法等，都一一做了论述。王肯堂的《证治准绳》载有泽肤膏、地榆膏、通声膏等多种膏方。钟惺的《饮馔服食谱》载有长生神芝膏、六龙御天膏、七元归真膏等。《景岳全书》载两仪膏、金樱膏等。倪朱谟的《本草汇言》载柿饼膏等多种膏方。洪基是明代末年的食疗养生家，广泛收集抗老方剂上万种，筛选出切实有效的八十种丸、散、膏、酒，将其汇集一书，著《摄生秘剖》，书中膏方组成多简单，如卷四收载的二冬膏、玄极膏、山蓟膏三方，均只有一两味药。

内服膏方发展至明代，已进入成熟阶段。主要体现在四个方面：

1. 名称：膏方的名称多采用"某某膏"的方式命名。

2. 制作方法：膏方的制作方法已基本固定，即用水多次煎煮，浓缩药液，最后加蜂蜜等收膏。

3. 膏方数量大增，各类医书中均有记载。

4. 临床应用日益广泛。

（四）繁荣

至清代，膏方的发展进入繁荣期，在兼顾治疗的同时，膏方的补益作用愈加明显。如陶承熹的《惠直堂经验方》中有卫生膏、百补膏等。其中卫生膏取人参、枸杞、牛膝、天冬、麦冬、炙黄芪、生地黄、龙眼肉、五味子、鹿角胶、梨胶、霞天胶等，皆为补益之品，治五劳七伤及一切陈年痼疾。

此时良方迭现，官修医书及私家自撰方书均有膏方的记载。如官修的《古今图书集成·医部全录》载有琥珀茯苓膏等，《医宗金鉴》收集多种名医膏方。《种福堂公选良方》是华岫云整理叶天士经验方的书籍，内载有秘传噎膈膏、治痹膏等验方。李文炳《仙拈集》载天池膏等。吴尚先的《理瀹骈文》载有内服膏方，虽然为数不多，但可见吴尚先亦重视内治。书中还指出："膏方取法，不外于汤丸，凡汤丸之有效者皆可熬膏。不仅香苏、神术、黄连解毒，木香导滞，竹沥化痰，以及理中、建中、调中、平胃、六君、六味、养心、归脾、补中益气等，为常用之方也。"王孟英的《随息居饮食谱》载玉灵膏，费伯雄的《食鉴本草》载莲肉膏等。

膏方在清宫中的运用情况，可从《清太医院配方》和《慈禧光绪医方选议》中考察。通过对《慈禧光绪医方选议》一书中内服膏方的分析，可以得出清代宫廷使用内服膏方的特点：

1. 膏方组成较简单，药量不重。如菊花延龄膏、五味子膏、梨膏均只有一味药，而明目延龄膏、二冬膏只有两三味药而已。一般的膏方也只有十来味药。

2. 膏方不局限于冬季才使用，只要于病有利，一年四季皆可。如调气化饮膏在此书中用于四月份，扶元益阴膏用于七月份，润肺和肝膏则用于九月份等。

3. 膏方数量多，使用面广。此书共载内服膏方二十八首，如用于长寿的菊花延龄膏，用于补益的扶元和中膏，用于治眼病的明目延龄膏，用于止咳化痰理肺的二冬膏，用于治脾胃病的资生健脾膏，用于治疗肝病的清热养肝和络膏等。

清代膏方的运用，已从宫廷、官府传至民间广泛应用。鲍相璈的《验方新编》收载了民间的验方、偏方、便方及各种治疗方法，所列方药治法，用药少，方便而易得。其中收集了不少膏方，如书中卷十一的代参膏，用便廉的黄芪、当归身、玉竹、化橘红煎成膏滋，大补气血，可代参用。

根据辨证处方的内服膏方，到了清代才完善起来。清代著名医家叶天士的《临证指南医案》中载有膏方医案。如卷一载录其治邪热伤阴，阴虚阳亢，虚风内动之案，取甘寒养阴法，方用生扁豆、麦冬、北沙参、天花粉、甘蔗浆、柿霜、白花百合，熬膏加饴糖，晚上滚水调服。卷三载录其治阳气浮越、阴气不藏之遗精案，取滑涩通用法，用桑螵蛸、金樱子、覆盆子、芡实、远志、茯神、茯苓、龙骨、湖莲，煎膏，炼蜜收，饥时服。晚清名医张聿青的《张聿青医案》中列有膏方专集，收载膏方医案 27 例，用药品种有 133 之多，虽然多以补益之品为主组成，然而张聿青对每以补益之品汇集成方的俗套极为反感，强调运用膏滋药尤应着意于辨证。张聿青膏方往往由日常处方常用的药物（如益气温阳、滋阴养血、健脾助运、理气活血、化痰利湿、平肝息风等药）用水煎取浓汁，加入矫味药（糖类）及赋形药（血肉有情、胶类药）收膏冲服。

（五）盛行

虽说清代内服膏方已经发展到相当高的水平，有些药店开始生产与供应多种胶类药及成方膏滋药，但膏方制作繁锁、价格高昂，只有少部分人才能享用。民国时期，频频战乱，膏剂生产量小，能服上膏方的自然也是有钱有势之人，而老百姓因战争与贫穷，连温饱都没解决，服膏方更是不可能的事。新中国成立后，膏剂生产逐渐发展，膏剂产品逐渐增加，服用膏方的人越来越多。

随着人民生活水平的不断提高，健康保健意识逐渐加强，原本只在江浙沪一带盛行的膏方，逐渐在北京、两广、湖北等地也受到人们青睐，江浙沪一带更是红火。一人一方、度身定做的膏方由于其外观黏稠、入口甘怡，兼具调养滋补和治病防病的综合作用，针对性强，以个体化保健为特色，越来越受到人们的关注和推崇。一些著名中医医院的专家开始在冬季为一些病人根据病情需要开膏滋药方，并由医院代为加工，便于患者服用。一些药房也请中医专家坐堂开膏方，加工膏滋药，或直接出售成方膏滋药，深受百姓欢迎。有些人不但自己服膏滋药，更将膏滋药作为表达自己心意的补品馈赠亲朋好友；更有一些海外华人和一些外国友人也会在冬令时节不远万里来到中国为自己或家人开膏滋药，膏滋药的发展可谓盛况空前。

新中国成立后，权威的医药书收录的膏方数量大增，众多膏方文章、专著得以发表和出版。1962 年中国中医研究院中药研究所与沈阳药学院合编的《全国中药成药处方集》载膏方 58 首，其数量多于此前任何一部方书的膏方。1989 年由中国药材公司与国家医药管理局中成药情报中心合编的《全国中成药产品集》，所收膏方增至 152 首。这些膏方中既有传统膏方，如两仪膏、龟鹿二仙膏等，亦有从其他剂型的成方演绎过来的，如养阴清肺汤改为养阴清肺膏、水陆二仙丹改为金樱芡实膏等。此外，还有一些研制的新方，如《上海市药品标准》收录的双龙补膏，《全国医药产品大全》收录的肝肾膏等。

时至今日，公开发表的有关膏方的学术、学位论文、会议论文及文章等已成百上千。而秦伯未先生在民国时期出版的《膏方大全》（上海中医书局，1928 年）和《谦斋膏方案》（上海中医书局，1938 年）也在膏方热中得以再版。近年来，膏方专著的出版不断增加，如汪文娟、庄燕鸿、陈保华的《中医膏方指南》，马贵同的《中医膏方治病百问》，沈庆法、沈峥嵘的《中医膏方》，颜新、胡冬裴的《中国膏方学》，颜乾麟、邢斌的《实用膏方》及《颜德馨膏方真迹》等。

2012年尤虎博士首次提出中医体质膏方的概念，首创中医体质膏方学，由中国中医药出版社出版专著《九种体质养生膏方》，自2012年以来屡创同类书籍销售排行榜榜首，畅销至今，并荣获由中国中医药出版社主办的2020年第六届全国悦读中医活动"最受欢迎的十大中医药好书（科普类）"称号。

2018年，尤虎博士在其论文《从4个维度应用经方治疗痛经的体会》中首次提出"中医四维体系"与"中医四维疗法"的概念，并在其博士论文《从"病证时体"四个维度解读张仲景临床思维及其应用》中详尽阐释了"中医四维体系"与"中医四维疗法"的相关理论，并结合临床实际，揭示其具体应用。

中医四维疗法的定义，是以病证时体四个维度，即病症、证机、时周、体质之间的内在联系为前提，将辨病、辨证、辨时、辨体相结合，进行综合运用的一种临床诊疗新模式。

该诊疗模式以辨病论治为前提，辨证论治为特色，辨时论治为参考，辨体论治为基础，突破了仅从辨证论治和辨病论治的思维定式，拓展了中医临床思维，丰富了中医临床诊疗体系。

中医四维疗法的核心，是以病证时体四个维度，即病症、证机、时周、体质为核心的中医诊疗体系，具体包括：

病，即病症，属于疾病诊疗学范畴，内容是以借鉴疾病的现代医学诊疗思路（专病）而使用中医药方法治疗（专治），与特殊症状（专症）和临床综合征（方证）的特异性中医诊疗（专治）体系，突出的特点是专病（症、证）专方专药的特异性中医诊疗。

证，即证机，属于病机辨证诊疗学范畴，内容是以首先辨识病位和病性为核心的病机，进而确定辨证论治的中医诊疗体系，突出的特点是辨证识机的非特异性中医诊疗。

时，即时周，属于时间医学范畴，内容是以时间和周期为核心的中医诊疗体系，突出的特点是与时间和周期相关病症的中医诊疗与预测。

体，即体质，属于体质医学范畴，内容是以体质辨识为核心的中医诊疗体系，突出的特点是与体质相关病症的中医诊疗与预防。

"病证时体"四个维度所揭示的是基于《伤寒杂病论》中张仲景的临床思维，明确了研究《伤寒杂病论》对中医学研究的实际贡献和现实意义，是研究仲景学术思想的重要组成部分，同时具有重要的临床指导价值。这有助于对中医经典文献的解读，加深对历代名医临床思维及专病、专治、专方的理解。中医诊治疾病通过参考这四个维度，以提高诊断的准确率与治疗的有效率。

2013年起，尤虎博士又陆续出版了《九种体质心身养生》《九种体质太极养生》等九种体质系列图书，创立了中医体质九大调理法，2019年入选全国卫生产业企业管理协会治未病分会"治未病适宜技术"；荣获2020年度中国科技创新发明优秀成果，推动中医药发展杰出贡献奖；2023国家卫生健康技术推广项目遴选展示等。2019年1月《九种体质养生膏方》第二版再次引领中医体质膏方的新浪潮。

在体质膏方研究方面，2023年尤虎博士团队主持的"血瘀质膏方防治肺结节的功效评价及作用机制研究"课题（课题批准号：YYWS5437），从细胞、血清药理学两个层面对血瘀质膏对肺癌、肺结节的功效进行了评价，初步证实血瘀质膏可以抑制肺癌细胞的增殖，对A549细胞IC50为116.2 mg/mL；对Lewis细胞IC50为173mg/mL。血瘀质膏低剂量、高剂量含药血清作用24小时和48小时后可抑制Lewis细胞的增殖。

该课题被评为国家卫生健康委"十四五"规划全国重点课题，并被"医疗卫生资源区域配置策略研究"总课题组专家评审为一等奖。

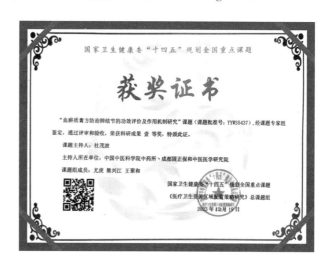

二、内服膏方的特点

（一）一人一方

内服膏方，都是在中医师悉心诊察询问病人的详细情况，"望闻问切"四诊合参后，在中医整体观念的指导下，进行辨证论治，全面考虑体内气血阴阳的变化后制订的处方，具有针对性强、效用明显的特点。

膏方强调一人一方，量体用药。它是根据患者不同体质特点和不同疾病及其症状、体征而组方，充分体现了辨证论治和因人、因地、因时制宜的个体化治疗原则，针对性强，非一般补品可比，以达到增强体质、祛病延年、美容养颜、益肾兴阳的目的。

（二）复方大法

膏方一般由二十至四十味中药组成，属复方大法范畴，服用时间较长，一般一料膏方可以服用两至三个月。膏方中多含补益气血阴阳的药物，其性黏腻难化，若不顾实际情况，一味纯补峻补，往往会妨碍气血，反而对健康无益，故合理配伍用药才是关键。

（三）制剂复杂

膏方制作极为复杂，一般要经过浸泡、煎煮、过滤、浓缩、收膏、贮存等工序。千百年来，中医学在膏方的制备方面，积累了丰富的理论知识和加工经验。这些内容，一部分记载在有关的中医药典籍里，一部分蕴藏在老药工的实际经验中，均有待于不断发掘继承，整理应用。

（四）服用方便

膏方服用经济、方便、口味怡人。膏方经提取浓缩后，由于充分利用了药物功效，花费相对减少。对慢性疾病需长期服用中药的患者来说，不用再花相当多的时间和精力煎煮中药，服用时只需按时取出适量，用温开水冲服即可，有即冲即饮、易于吸收的特点。中药加工成膏方后体积缩小，有利于携带和贮藏。定制膏方时因添加了矫味、收敛的糖类，使膏方带有甜味，口感较好，适用于不喜欢中药苦味的患者。

（五）品质评判

膏方品质的好坏并非以价格高低来衡量。膏方品质优劣的评判，有两条简单标准：一是以胃喜为佳，二是以气血畅顺为优。

膏方调理特别重视运脾健胃之道。脾主运化，胃主受纳，脾胃为气血生化之源，后天之本。口服补品通过脾胃运化才能发挥作用。调理脾胃法是临床上最常用、最基本的法则之一，不仅可以用于脾胃疾病的治疗，还可以运用于其他系统疾病的治疗，这是脾胃所处的特殊地位及特殊功能所决定的。

清代叶天士曾说"食物自适者即胃喜为补"，这条原则是临床药物治疗及食物调养的重要法则，也同样适合于膏方的制订。口服膏方后，胃中舒服，能消化吸收，方可达到补益的目的，故制订膏方，总宜佐以运脾健胃之品。中医习惯在服用膏方进补前，服一些开路药，或祛除外邪，或消除宿滞，或运脾健胃，处处照顾脾胃的运化功能，确具至理。

中医认为人的生命活动以脏腑阴阳气血为依据，脏腑阴阳气血条畅则能健康无恙，延年益寿，故《素问·生气通天论》曰："阴平阳秘，精神乃治。"这是中医养生和治病的基本思想，也是制订膏方的主要原则，就是以气血畅顺为优。

当然，临床上患者常常呈现虚实夹杂的复杂病理状态，如果对此忽略不见，一味投补，补其有余，实其所实，往往会适得其反。所以膏方用药，既要考虑"形不足者，温之以气""精不足者，补之以味"，又要根据病者的症状，针对病理产物，适当加以行气、活血之品，疏其血气，令其条达，而致阴阳平衡，气血条畅。

三、滋补膏方服用时节

膏方偏于补益，尤其是专门用于滋补的膏方被称为膏滋。服用膏滋一般选择冬季。冬令进补是我国民间的习俗，有着悠久的历史。古人认为冬三月是"生机潜伏，阳气内藏"的季节，要讲究"养藏之道"。

冬季是一年四季中保养、积蓄的阶段。人体阳气、阴精均宜藏而不宜泄，服用补益之品可以使营养物质得到充分吸收、利用和储存，而此时进行膏方调补，能最大限度地发挥膏方的效用，这就是"冬令进补"的原因，所以民间有"冬令进补，上山打虎"的说法。冬季人们食欲大增，脾胃运化转旺，此时使用膏方滋补能更好地发挥补药作用。一般来说，服用膏方多由冬至即"一九"开始，至"九九"结束。

但治疗为主的调治膏方则并非局限于冬季使用，只要有体质虚弱或其他病证所表现出气血不足、脏腑亏虚的临床证候，譬如外科手术、妇女产后虚弱等，一年四季都可以选择适宜的膏方内服。所以，膏方不必拘泥于冬季，只要病情需要，其他季节也可服用。可视病情需要，根据不同时令特点随季节处方。

四、膏方的适用人群

膏方补虚治病其适用范围很广，但更适合下列人群。

（一）慢性病稳定期患者

中医药治疗慢性病及其调养优势已经是不争的事实，目前从临床应用膏方的情况来看，不但内科病人可以服用膏方，妇科、儿科、外科、骨伤科、五官科病人都可以服用膏方治病与调理并行，效果明显。

（二）亚健康者

现代社会生活节奏快，工作压力大，精神紧张，体力和脑力严重透支，应酬多，诱惑多，休息少，睡眠少，这些均可造成人体的各项正常生理功能大幅度变化，抗病能力下降，从而使机体处于亚健康状态，这就非常需要适时进行全面而整体的调理，膏方疗法就是最佳的选择。

（三）老年人

生老病死是必然规律，人的生理功能随着年龄的增长而日趋衰退，此时更易产生各种慢性疾病甚至是恶性疾患，此时应用膏方进补，即可增强体质，祛病延年。

（四）女性人群

女性特殊的生理病理可以概括为"经、带、胎、产"疾患，更易导致气血阴阳诸证亏虚。加之女性更易衰老，如《素问·上古天真论》载女子"五七，阳明脉衰于上，面始焦，发始坠；六七，三阳脉衰，面皆焦，发始白；七七，任脉虚，太冲脉衰，天癸竭，地道不通，故形坏而无子也"。根据此段经文，女性五七即35岁左右出现衰老表现，直至七七即49岁进入更年期，这期间服用膏方的优势就是补益人体气血阴阳，达到增强体质、防病治病、延缓衰老、美容养颜等目的。

（五）儿童与青少年

某些缺陷性疾病及体质虚弱的小儿可以根据其生长发育、体质或病证需要适当进补，但儿童脏腑娇嫩，发育未成熟，故不宜长期进补。

但如果确实为体虚的患儿，如反复呼吸道感染、支气管哮喘、过敏性疾患、生长发育迟缓、食欲不振、自汗盗汗、遗尿等。此外，处于疾病康复期的儿童，拒绝苦味的中药患儿等，也可以适当使用膏方进补。若疾病基本康复，症状基本消失时就应该停用膏方，以防影响生长发育。一定要在专家指导下谨慎用药，合理调补，还有助于学生提高记忆力，达到益智助考的效果。

青少年处在生长发育的旺盛期，即使患病恢复也较快，因此，一般青少年不必服用膏方。而身体虚弱的、需要进行调养的青少年也应在医生的指导下合理选择膏方。

（六）性功能障碍患者

膏方对男性性功能障碍、女性性冷淡均具有显著的疗效，并能达到补肾填精、补虚兴阳的目的。膏方对不育症患者亦有较好的疗效。

（七）疾病康复期患者

疾病康复人群，凡气血阴阳虚弱的患者都可以通过服用膏方来达到防止旧病复发、补虚怯弱、除病强身的目的。

（八）肿瘤术后、放化疗后患者

目前肿瘤患者日益增多，各种治疗手段层出不穷，但患者常因药物毒副作用或因体质虚弱无法配合继续治疗，适时进行中医膏方调补，能起到更好的效果。即使肿瘤术后及放化疗后的患者暂无特殊不适，仍可以膏方调理，达到治病调体、预防药物毒副反应的目的。

（九）体质调理者

中国人九种体质中只有"平和质"属健康体质，其余皆为偏颇体质，很多亚健康状态的人就是偏颇体质，偏颇体质是介于健康和疾病之间的中间状态。要想获得健康，必须调整偏颇体质。体质既具有稳定性又具有可变性，通过干预调整其偏颇性，可调节体质，膏方是调整体质的最佳选择。

体质的改善不是一朝一夕之功，即使是平和质也需要长期而全面的调理，包括生活起居、饮食、运动、药物干预等，膏方的优势是便于长期坚持服药，而膏方处方的定制必然要结合体质类型，根据患者不同的体质特点，同时根据不同疾病及其症状、体征而组方，充分体现了辨证论治和因人、因地、因时制宜的个体化治疗原则，可达到调理体质、治疗疾病的目的。

第五节　基于经典名方药食同源体质膏方

由中国中医科学院、北京中医药大学、南京中医药大学、成都中医药大学等多家中医药高等院校的专家教授团队，经过十余年的科研攻关，以中医整体观念和辨证论治为原则，根据中医体质学说、药食同源理论，集合了南北中医院校最高学府的科研实力与国内知名三甲医院一线的临床优势，总结了历代经典名方与体质相关的内容，并反复应用于临床实践，以精选出的中医经典名方方义为基础，精选道地药食同源的药材，依据经典名方，古法熬制，面向社会推出的九体草本膏已被市场广泛接受与认可。

表 1-1　九体草本膏名称、方义、出处与功效表

序号	膏方名称	经典名方方义	经典名方出处	膏方功效
1	平和质膏方	以八珍汤、人参养荣汤方义为基础	《瑞竹堂经验方》《太平惠民和剂局方》	调理阴阳助益健康
2	气虚质膏方	以薯蓣丸、归脾汤方义为基础	《金匮要略》《正体类要》	补益肺肾健脾助运
3	阳虚质膏方	以肾气丸、右归丸方义为基础	《金匮要略》《景岳全书》	益火之源补肾温阳
4	阴虚质膏方	以六味地黄丸、左归丸方义为基础	《小儿药证直诀》《景岳全书》	壮水制火补肾滋阴
5	痰湿质膏方	以二陈汤、三子养亲汤方义为基础	《太平惠民和剂局方》《韩氏医通》	健脾利湿化痰泄浊
6	湿热质膏方	以三仁汤、甘露消毒丹方义为基础	《温病条辨》《医效秘传》	分消湿浊清泄伏火
7	血瘀质膏方	以血府逐瘀汤、补阳还五汤方义为基础	《医林改错》	活血化瘀通经活络
8	气郁质膏方	以四逆散、柴胡疏肝散方义为基础	《伤寒论》《证治准绳》	疏肝理气开郁散结
9	特禀质膏方	以消风散、过敏煎方义为基础	《外科正宗》《名中医治病绝招》	益气固表养血消风

第六节 九体草本膏

　　九体草本膏是以中医整体观念和辨证论治为原则，根据中医九种体质学说、药食同源理论以及中医经典名方方义为基础，古法熬制并反复应用于临床实践用于改善体质的药食两用膏方制剂。

　　九体草本膏的组方考究，以中医经典名方方义为基础，详述如下。

一、平和质膏方

以八珍汤、人参养荣汤方义为基础，助益健康、适当进补。

八珍汤

【来源】《瑞竹堂经验方》。

【功效】益气补血。

【主治】气血两虚证。面色苍白或萎黄，头晕目眩，四肢倦怠，气短懒言，心悸怔忡，饮食减少，舌淡苔薄白，脉细弱或虚大无力。

【方解】血气俱虚者，此方主之。人之身，气血而已。气者百骸之父，血者百骸之母，不可使其失养者也。是方也，人参、白术、茯苓、甘草，甘温之品也，所以补气；当归、川芎、芍药、地黄，质润之品也，所以补血。气旺则百骸资之以生，血旺则百骸资之以养。形体既充，则百邪不入，故人乐有药饵焉。(《医方考》)

人参养荣汤

【来源】《太平惠民和剂局方》。

【功效】益气补血，养心安神。

【主治】心脾气血两虚证。倦怠无力，食少无味，惊悸健忘，夜寐不安，虚热自汗，咽干唇燥，形体消瘦，皮肤干枯，咳嗽气短，动则喘甚；或疮疡溃后气血不足，寒热不退，疮口久不收敛。

【方解】柯琴曰：古人治气虚以四君子，治血虚以四物，气血俱虚者以八珍，更加黄芪、肉桂，名十全大补，宜乎万举万当也，而用之有不获效者，盖补气而不用行气之品，则气虚之甚者，几无气以运动，补血而仍用行血之物，则血虚之甚者，更无血以流行，故加陈皮以行气而补气者，悉得效，其用法去川芎行血之味而补血者因以奏其功，此善治者，只一加一减便能转旋造化之机也，然气可召而至，血易亏而难成，苟不有以求其血脉之主而养之，则荣气终归不足，故倍人参为君，而佐以远志之苦，先入心以安神定志，使甘温之品，始得化而为血，以奉生身，又心苦缓必得五味子之酸以收敛神明，使荣行脉中而流于四藏，名之曰养荣，不必仍查十全之名，而收效有如此者。(《删补名医方论》)

二、气虚质膏方

以薯蓣丸、归脾汤方义为基础，补益肺肾、健脾助运。

薯蓣丸

【来源】《金匮要略》。

【功效】调理脾胃，益气和荣。

【主治】虚劳，气血俱虚，外兼风邪。头晕目眩，倦怠乏力，心悸气短，肌肉消瘦，不思饮食，微有寒热，肢体沉重，骨节酸痛。

【方解】方中以薯蓣为主，专理脾胃，上损下损至此可以撑持；再以人参、白术、茯苓、干姜、大豆黄卷、大枣、神曲、甘草以除湿益气；以当归、川芎、芍药、地黄、麦冬、阿胶以养血滋阴；以柴胡、桂枝、防风以升邪散热；以杏仁、桔梗、白蔹以下气开郁；惟恐虚而有热之人，资补之药，上拒不受，故为散其邪热，开其逆郁，而气血平顺，补益得纳，亦至当不易之妙术也。(《金匮要略方论本义》)

归脾汤

【来源】《正体类要》。

【功效】养血安神，补心益脾。

【主治】思虑伤脾，发热体倦，失眠少食，怔忡惊悸，自汗盗汗，吐血下血，妇女月经不调，赤白带下，以及虚劳、中风、厥逆、癫狂、眩晕等见有心脾血虚者。

【方解】《内经》曰：五味入口，甘先入脾。参、芪、苓、术、甘草，皆甘物也，故用之以补脾；虚则补其母，龙眼肉、酸枣仁、远志，所以养心而补母；脾气喜快，故用木香；脾苦亡血，故用当归。(《医方考》)

三、阳虚质膏方

以肾气丸、右归丸方义为基础，益火之源、补肾温阳。

肾气丸

【来源】《金匮要略》。

【功效】温补肾阳，引火归原，阴阳双补。暖肾脏，补虚损，益颜色，壮筋骨。补老人元脏虚弱，脐气不顺，固精髓。久服壮元阳，活血驻颜，强志轻身。

【主治】肾阳不足，腰痛脚软，下半身常有冷感，少腹拘急，小便不利或小便反多，舌质淡胖，脉虚弱尺部沉细。

【方解】八味丸以地黄为君，而以余药佐之，非止为补血之剂，盖兼补气也。气者，血之母，东垣所谓阳旺则能生阴血者此也。夫其用地黄为君者，大补血虚不足与补肾也；用诸药佐之者，山药之强阴益气；山茱萸之强阴益精而壮元气；白茯苓之补阳长阴而益气；牡丹皮之泻阴火，而治神志不足；泽泻之养五脏，益气力，起阴气，而补虚损五劳，桂、附立补下焦火也。由此观之，则余之所谓兼补气者，非臆说也。(《医经溯洄集》)

右归丸

【来源】《景岳全书》。

【功效】温补肾阳，填精止遗。

【主治】元阳不足，或先天禀衰，或劳伤过度，以致命门火衰，而为脾胃虚寒，饮食少进；或呕恶膨胀；或翻胃噎膈；或怯寒畏冷；或脐腹多痛；或大便不实，泻痢频作；或小水自遗，虚淋寒疝；或寒侵溪谷，而肢节痹痛；或寒在下焦而水邪浮肿；阳亏精滑，阳痿精冷。

【方解】本方立法，"宜益火之源，以培右肾之元阳"。培补肾中元阳，必须"阴中求阳"，即在培补肾阳中配伍滋阴填精之品，方可具有培补元阳之效。方中桂、附加血肉有情的鹿角胶，均属温补肾阳，填精补髓之类；熟地、山茱萸、山药、菟丝子、枸杞、杜仲，俱为滋阴益肾，养肝补脾而设；更加当归补血养

肝。诸药配伍，共具温阳益肾。填精补血，以收培补肾中元阳之效。(《方剂学》)

四、阴虚质膏方

以六味地黄丸、左归丸方义为基础，壮水制火、补肾滋阴。

六味地黄丸

【来源】《小儿药证直诀》。

【功效】滋补肝肾。

【主治】肝肾阴虚，头晕目眩，耳聋耳鸣，腰膝酸软，遗精盗汗，骨蒸潮热，五心烦热，失血失音，消渴淋浊；妇女肾虚，血枯闭经；小儿囟开不合，五迟五软。

【方解】此方非但治肝肾不足，实三阴并治之剂。有熟地之腻补肾水，即有泽泻之宣泄肾浊以济之；有萸肉之温涩肝经，即有丹皮之清泻肝火以佐之；有山药收摄脾经，即有茯苓之淡渗脾湿以和之。药止六味，而大开大阖，三阴并治，洵补方之正鹄也。(《医方论》)

左归丸

【来源】《景岳全书》。

【功效】壮水之主，填补真阴。

【主治】真阴肾水不足，不能滋养营卫，渐至衰弱，或虚热往来，自汗盗汗；或神不守舍，血不归原；或虚损伤阴；或遗淋不禁；或气虚昏晕；或眼花耳聋；或口燥舌干；或腰酸腿软，凡精髓内亏，津液枯涸之证。

【方解】方中重用熟地滋肾以填真阴；枸杞益精明目；山茱萸涩精敛汗；龟、鹿二胶，为血肉有情之品，鹿胶偏于补阳，龟胶偏于滋肾，两胶合力，沟通任督二脉，益精填髓，有补阴中包含"阳中求阴"之义。菟丝子配牛膝，强腰膝，健筋骨，山药滋益脾肾。共收滋肾填阴，育阴潜阳之效。(《方剂学》)

五、痰湿质膏方

以二陈汤、三子养亲汤方义为基础，健脾利湿、化痰泄浊。

二陈汤

【来源】《太平惠民和剂局方》。

【功效】燥湿化痰，理气和中。

【主治】湿痰为患，脾胃不和。胸膈痞闷，呕吐恶心，头痛眩晕，心悸嘈杂，或咳嗽痰多者。

【方解】此方本《内经》半夏汤及《金匮》小半夏汤、小半夏加茯苓汤等方而立，加甘草安胃，橘皮行气，乌梅收津，生姜豁痰，乃理脾胃，治痰湿之专剂也。(《张氏医通》)

三子养亲汤

【来源】《韩氏医通》。

【功效】祛痰，降气，消食。

【主治】痰壅气滞证。症见咳嗽喘逆，痰多胸痞，食少难消，舌苔白腻，脉滑。

【方解】本方原治老年人中气虚弱，运化不健，水谷精微化为痰，痰壅气逆，肺失肃降，以致食少痰多，咳嗽喘逆等……根据"以消为补"的原则，合而为用，各逞其长，可使痰消气顺，喘嗽自平。本方用三种果实组方，以治老人喘嗽之疾，并寓"子以养亲"之意。(《方剂学》)

六、湿热质膏方

以三仁汤、甘露消毒丹方义为基础，分消湿浊、清泄伏火。

三仁汤

【来源】《温病条辨》。

【功效】宣化畅中，清热利湿。

【主治】湿温初起，邪在气分，湿热互结，留恋三焦，及暑湿初起，头痛恶寒，身重疼痛，面色淡黄，胸闷不饥，午后身热，口不渴或渴不欲饮之湿重于热者。

【方解】湿为阴邪，自长夏而来，其来有渐，且其性氤氲黏腻，非若寒邪之一汗而解，温热之一凉则退，故难速已……惟以三仁汤轻开上焦肺气，盖肺

主一身之气，气化则湿亦化也。(《温病条辨》)

甘露消毒丹

【来源】《医效秘传》。

【功效】利湿化浊，清热解毒。

【主治】时毒疠气，病从湿化，发热目黄，胸满，丹疹，泄泻，其舌或淡白，或舌心干焦，湿邪犹在气分者；湿温疫疠，发热倦怠，胸闷腹胀，肢酸咽肿，斑疹身黄，颐肿口渴，溺赤便秘，吐泻疟痢，淋浊疮疡；并治水土不服诸病。

【方解】本方主治乃湿温、时疫之邪留恋气分，湿热并重之证。湿热交蒸，故身热倦怠，肢体酸楚；湿蔽清阳，阻滞气机，故胸闷腹胀，甚或上吐下泻；热毒上壅，则咽颐肿痛；热为湿遏，郁阻于内，不得发越，故郁而发黄；小便短赤，舌苔黄腻，皆为湿热内蕴之象。治宜利湿化浊，清热解毒。(《方剂学》)

七、血瘀质膏方

以血府逐瘀汤、补阳还五汤方义为基础，活血化瘀、通经活络。

血府逐瘀汤

【来源】《医林改错》。

【功效】活血祛瘀，行气止痛。

【主治】胸中血瘀，血行不畅。胸痛、头痛日久不愈，痛时如针刺而有定处，或呃逆日久不止，或饮水即呛，干呕，或内热瞀闷，或心悸怔忡，或夜不能睡，或夜寐不安，或急躁善怒，或入暮潮热，或舌质黯红，舌边有瘀斑；或舌面有瘀点，唇暗或两目黯黑，脉涩或弦紧。

【方解】血府逐瘀汤用桃仁、红花、川芎、赤芍活血祛瘀，配合当归、生地活血养血，使瘀血去而又不伤血。柴胡、枳壳疏肝理气，使气行则血行；牛膝破瘀通经，引瘀血下行。桔梗入肺经，载药上行，使药力发挥于胸(血府)，胸膈滞气，宣通气血，有助于血府瘀血的化与行，与枳壳、柴胡同用，尤善开胸散结，牛膝引瘀血下行，一升一降，使气血更易运行；甘草缓急，通百脉以调和诸药。(《医林改错注释》)

补阳还五汤

【来源】《医林改错》。

【功效】补气活血，祛瘀通络。

【主治】主中风后遗症。正气亏虚，脉络瘀阻，半身不遂，口眼歪斜，语言謇涩，口角流涎。大便干燥，小便频数，或遗尿不禁，舌苔白，脉缓。

【方解】本方重用生黄芪大补元气，归尾、川芎、赤芍、桃仁、红花活血化瘀，地龙通行经络。诸药合用，使气旺血行，瘀祛络通，诸症自可渐愈。（《方剂学》）

八、气郁质膏方

以四逆散、柴胡疏肝散方义为基础，疏肝理气、开郁散结。

四逆散

【来源】《伤寒论》。

【功效】透解郁热，疏肝理脾，调和胃气，和解表里。

【主治】少阴病，寒邪变热传里，腹中痛，小便不利，泄利下重，四肢厥逆；及肝脾不和，胸腹疼痛，泄利下重等。

【方解】四逆为传经之邪，自阳热已退，邪气不散，将若传阴而未入也。此只属阳，故与凉剂以治之。用甘草为君，以和其中，而行其四末；以枳实为臣，而行结滞；以芍药为佐，而行荣气；以柴胡为使，而通散表里之邪也。（《金镜内台方义》）

柴胡疏肝散

【来源】《证治准绳》。

【功效】疏肝理气。

【主治】因怒气郁而胁痛，寒热往来，痛而胀闷，不得俯仰，喜太息，脉弦。

【方解】柴胡、芍药以和肝解郁为主；香附、枳壳、陈皮以理气滞；川芎以活其血；甘草以和中缓痛。（《景岳全书》）

九、特禀质膏方

以消风散、过敏煎方义为基础，益气固表、养血消风。

消风散

【来源】《外科正宗》。

【功效】疏风清热，除湿止痒。

【主治】风湿热毒侵袭肌肤，致患瘾疹、湿疹、风疹。

【方解】痒自风来，止痒必先疏风，故方中以荆芥、防风、牛子、蝉蜕开发腠理，透解在表的风邪为主药；由于因湿热相搏而致水液流溢，故以苍术之辛苦温，散风祛湿，苦参之苦寒，清热燥湿止痒，木通渗利湿热为辅药；风热客于皮肤涉及血分，又以当归和营活血、生地清热凉血，胡麻仁养血润燥，石膏、知母增强清热泻火之力，均为佐药；甘草解毒并能调和诸药为之使。合用有疏风清热，除湿消肿之功。(《方剂学》)

过敏煎

【来源】《名中医治病绝招》。

【功效】敛阴固表、散风祛湿。

【主治】肝之阴血亏虚，血燥生风，阴虚风动，内风上扰所致的过敏性鼻炎、咳嗽变异性哮喘，常在夜间或晨起发作或加剧，以干咳为主，时有少量白黏痰，偶伴喘息、胸闷，胁肋隐痛，咽干口渴，舌红少苔，脉弦细。既往有过敏史或患有过敏性疾病，如荨麻疹、湿疹等。

【方解】过敏煎乃当代大家祝谌予所制，药凡四味，由防风、银柴胡、乌梅、五味子组成，药虽平淡，但组方严谨，临床疗效卓著，被学者称为当代经方。方中有收有散，有补有泄，有升有降，真大家之制也。亦有学者将方中银柴胡改为柴胡亦妙，取柴胡、防风之散与乌梅、五味之敛，诚师法仲景桂枝、白芍之配伍，有异曲同工之妙，为和调阴阳之典范。(《名中医治病绝招》)

第二章

实验研究

第一节　实验概述

参考《萸连汤的定性"制剂质量标志物"筛选》的研究思路，采用超高效液相色谱－高分辨质谱法（UPLC–Q–TOF–MS）对固正保和九种体质膏方的定性"制剂质量标志物"进行研究，在固正保和九种体质膏方的9个系列产品中共鉴定了包括：氨基酸类、核苷类、有机酸类、黄酮类、糖苷类和生物碱类等在内的182种天然化学成分，其中平和质产品22种成分、气虚质产品20种成分、阳虚质产品19种成分、阴虚质产品19种成分、痰湿质产品20种成分、湿热质产品23种成分、血瘀质产品20种成分、气郁质产品21种成分、特禀质产品18种成分。

第二节　仪器设备及实验材料

仪器设备：

ACQUITY UPLC H–Class 型超高效液相系统和 Vion IMS QTof 高分辨质谱仪（美国 Waters 公司），ME155DU 型电子天平［梅特勒－托利多仪器（上海）有限公司］。

实验材料：

固正保和九体草本膏系列产品（四川固正保和健康管理有限责任公司）

分析甲醇（天津市康科德科技有限公司）

色谱甲醇（Fisher Scientific）

纯水（杭州娃哈哈集团有限公司）

第三节　实验方法

色谱条件：ACQUITY UPLC BEH C18 色谱柱（2.1 mm×50 mm，1.7 μm），流动相 0.1% 甲酸水溶液（A）—甲醇（B）梯度洗脱（0~15 min，25%~65%B；15~19 min，65%~80%B；19~20 min，25%~80% B），流速 0.3 mL/min，柱温 35 ℃。

质谱条件：电喷雾离子源（ESI），正离子模式扫描；脱溶剂 N_2 气流量 1000 L/h，脱溶剂气温度 450 ℃，锥孔气流量 50 L/h，毛细管电压 3.0 kV，锥孔电压 30 V，离子源温度 120 ℃。

供试品溶液的制备：称取固正保和九体草本膏系列产品适量，置于 100 mL 具塞锥形瓶中，加入 30% 甲醇 50 mL，称重；供试品经 300 W 超声提取 30 min，放冷后采用 30% 甲醇补重，摇匀，样品溶液经 0.22 μm 微孔滤膜滤过，取续滤液，待测。

第四节　实验结果

固正保和九体草本膏的 9 个系列产品化学信息，包括：化学成分名称、分子式、化学结构、相对分子质量测定值和理论值等信息，已在表 2-1~ 表 2-18 中详细列出，对应色谱图见图 2-1~ 图 2-9。

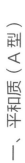

一、平和质（A型）

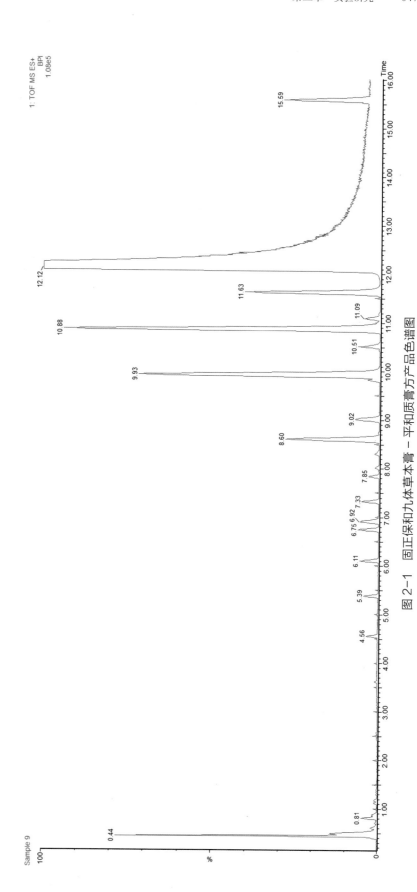

图 2-1　固正保和九体草本膏－平和质膏方产品色谱图

表2-1　固正保和九体草本膏－平和质膏方产品化学成分

序号	化合物名称	分子式	化学结构	准分子离子峰	实测值	理论值	误差/×10⁻⁶
1	赖氨酸	$C_6H_{14}N_2O_2$		$[M+K]^+$	185.0661	185.0692	−16.75
2	没食子儿茶素	$C_{15}H_{14}O_7$		$[M+Na]^+$	329.0667	329.0637	9.12
3	佛手苷内酯	$C_{12}H_8O_4$		$[M+NH_4]^+$	234.0731	234.0766	−14.95
4	异牡荆苷	$C_{21}H_{20}O_{10}$		$[M+NH_4]^+$	450.1367	450.1400	−7.33
5	柠檬苦素	$C_{26}H_{30}O_8$		$[M+H]^+$	471.1920	471.2019	−21.01
6	柚皮苷	$C_{27}H_{32}O_{14}$		$[M+H]^+$	581.1894	581.1870	4.13
7	岩藻依聚糖	$C_7H_{14}O_7S$		$[M+NH_4]^+$	260.0896	260.0804	35.37
8	没食子酸甲酯	$C_8H_8O_5$		$[M+Na]^+$	207.0350	207.0269	39.13
9	δ-胡萝卜素	$C_{40}H_{56}$		$[M+Na]^+$	559.4187	559.4280	−16.62

续表

序号	化合物名称	分子式	化学结构	准分子离子峰	实测值	理论值	误差/×10⁻⁶
10	苦杏仁苷	$C_{20}H_{27}NO_{11}$		$[M+H]^+$	458.1678	458.1662	3.49
11	花翠素	$C_{15}H_{11}O_7$		$[M+H]^+$	304.0660	304.0578	26.97
12	鸟氨酸	$C_5H_{12}N_2O_2$		$[M+K]^+$	171.0500	171.0536	−21.05
13	橙皮苷	$C_{28}H_{34}O_{15}$		$[M+H]^+$			
14	新橙皮苷	$C_{28}H_{34}O_{15}$		$[M+H]^+$	611.2029	611.1976	8.67
15	芦丁	$C_{28}H_{34}O_{15}$		$[M+H]^+$			

序号	化合物名称	分子式	化学结构	准分子离子峰	实测值	理论值	误差/×10⁻⁶
16	山奈酚-3-O-芸香糖苷	$C_{27}H_{30}O_{15}$		$[M+H]^+$	595.1711	595.1663	8.06
17	茯苓新酸 D	$C_{31}H_{46}O_6$		$[M+NH_4]^+$	532.3676	532.3638	7.14
18	茯苓新酸 AM	$C_{32}H_{48}O_5$		$[M+NH_4]^+$	530.3805	530.3845	−7.54
19	茯苓新酸 DM	$C_{32}H_{48}O_6$		$[M+H]^+$	529.3600	529.3529	13.41
20	茯苓新酸 C	$C_{31}H_{46}O_4$		$[M+H]^+$	483.3470	483.3474	−0.83
21	山楂苷 I	$C_{24}H_{22}O_{10}$		$[M+NH_4]^+$	488.1626	488.1557	14.13
22	维生素 K_1	$C_{31}H_{46}O_2$		$[M+Na]^+$	473.3310	473.3396	−18.17

表 2-2　固正保和九体草本膏 - 平和质膏方成分药理作用

序号	化合物名称	CAS	药理作用
1	赖氨酸	56-87-1	赖氨酸是人体必需氨基酸之一，能促进人体发育、增强免疫功能，并有提高中枢神经组织功能的作用。赖氨酸为碱性必需氨基酸。由于谷物食品中的赖氨酸含量甚低，且在加工过程中易被破坏而缺乏，故称为第一限制性氨基酸
2	没食子儿茶素	3371-27-5	没食子儿茶素具有广泛的生物活性，如具有抗细胞增殖（抗癌）、抗氧化、抗炎、抗心血管疾病等活性；还具有防紫外线辐射、减肥、预防糖尿病、缓解帕金森病等作用。如没食子儿茶素对脂肪细胞在高浓度葡萄糖条件下吸收葡萄糖的作用，应用 3T3-L1 前脂肪细胞分化模型，测定在脂肪细胞中没食子儿茶素对葡萄糖吸收的作用和对 3T3-L1 前脂肪细胞分化的影响。结果显示没食子儿茶素可促进脂肪细胞中高浓度葡萄糖（30 mmol/L）条件下由胰岛素刺激的葡萄糖吸收，加快 3T3-L1 前脂肪细胞的分化。没食子儿茶素可增加脂肪细胞葡萄糖吸收并促进 3T3-L1 前脂肪细胞分化，提示没食子儿茶素可有效改变血糖浓度和改善胰岛素抵抗
3	佛手苷内酯	484-20-8	抗炎、镇痛
4	异牡荆苷	29702-25-8	降血糖、抗菌、调节记忆、抑制 α - 葡萄糖苷酶、降血压和抗氧化等作用
5	柠檬苦素	1180-71-8	柠檬苦素类似物具有抗肿瘤、抗病毒、镇痛、抗炎、催眠等多种生物活性
6	柚皮苷	10236-47-2	有明显的抗炎作用，可降低血液的黏滞度，减少血栓的形成，并有镇痛、镇静及增加实验动物胆汁分泌的作用
7	岩藻依聚糖	9072-19-9	调节血压、血脂及血黏度
8	没食子酸甲酯	99-24-1	没食子酸甲酯通过抑制 CD4+CD25+ 调节性 T 细胞的浸润表现出强大的抗肿瘤活性
9	δ - 胡萝卜素	472-92-4	维持皮肤黏膜层的完整性，防止皮肤干燥、粗糙；构成视觉细胞内的感光物质；促进生长发育，有效促进健康及细胞发育，预防先天不足。促进骨骼及牙齿健康成长；维护生殖功能
10	苦杏仁苷	29883-15-6	苦杏仁苷经酶分解后形成氢氰酸，小剂量对呼吸中枢有镇静作用，故文献记载有镇咳平喘效用，有杀死伤寒杆菌及其他菌类效力。近年来，科研证明氢氰酸还有抗癌作用

续表

序号	化合物名称	CAS	药理作用
11	花翠素	528-53-0	强力抗炎活性，能降低包括炎症在内的各种退行性疾病的风险。抑制结肠癌细胞的生长。防止血液胆固醇的氧化
12	鸟氨酸	70-26-8	主要参与尿酸循环，有利于体内氨态氮的排出，在代谢上具有重要的作用
13	橙皮苷	520-26-3	降低毛细血管的脆性及通透性，用于高血压病及毛细血管出血性疾患的辅助治疗。对毛细血管抵抗力降低有改善作用（增强维生素 C 的作用），具有抗炎、抗病毒及具有预防冻伤和抑制大鼠眼晶状体的醛还原酶作用
14	新橙皮苷	13241-33-3	新橙皮苷广泛用于果汁、果酒、饮料、糕点及药剂配方的甜味剂（矫味剂），特别适合作为糖尿病患者的食物
15	芦丁	153-18-4	具有降低毛细血管通透性和脆性的作用，保持及恢复毛细血管的正常弹性。临床用于防治脑出血、高血压、糖尿病、视网膜出血、紫癜和急性出血性肾炎。对皮肤有较好的抗辐射、抗自由基作用，对紫外线和 X 射线具有极强的吸收作用，作为天然防晒剂，添加 10% 的芦丁，紫外线的吸收率高达 98%。有很明显的清除细胞活性氧自由基的作用
16	山柰酚 -3-O- 芸香糖苷	17650-84-9	降血脂，活血化瘀
17	茯苓新酸 D	/	增强免疫力、抗肿瘤、镇静、降血糖、松弛消化道平滑肌，抑制胃酸分泌，防止干细胞坏死，抗菌
18	茯苓新酸 AM	151200-92-9	增强免疫力、抗肿瘤、镇静、降血糖、松弛消化道平滑肌，抑制胃酸分泌，防止干细胞坏死，抗菌
19	茯苓新酸 DM	/	增强免疫力、抗肿瘤、镇静、降血糖、松弛消化道平滑肌，抑制胃酸分泌，防止干细胞坏死，抗菌
20	茯苓新酸 C	/	增强免疫力、抗肿瘤、镇静、降血糖、松弛消化道平滑肌，抑制胃酸分泌，防止干细胞坏死，抗菌
21	山楂苷 I	/	助消化、降压、降血脂、抗氧化
22	维生素 K_1	84-80-0	维生素 K_1 溶于线粒体膜的类脂中，起着电子转移作用，维生素 K 可增加肠道蠕动和分泌功能，缺乏维生素 K_1 时平滑肌张力及收缩减弱，它还可影响一些激素的代谢。如延缓糖皮质激素在肝中的分解，同时具有类似氢化可的松作用，长期注射维生素 K_1 可增加甲状腺的内分泌活性等

二、气虚质（B型）

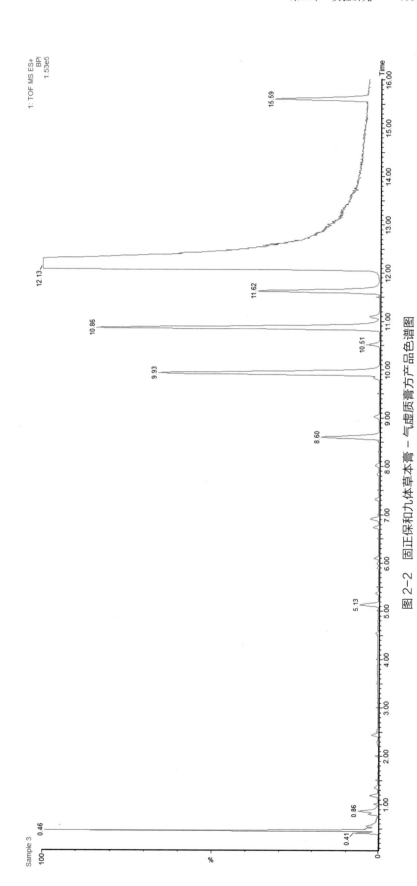

图 2-2　固正保和九体草本膏 - 气虚质膏方产品色谱图

表2-3 固正保和九体草本膏－气虚质膏方产品化学成分

序号	化合物名称	分子式	化学结构	准分子离子峰	实测值	理论值	误差/×10⁻⁶
1	水仙苷	$C_{28}H_{32}O_{16}$		$[M+H]^+$	625.1764	625.1769	−0.80
2	表没食子儿茶素没食子酸酯	$C_{22}H_{18}O_{11}$		$[M+K]^+$	497.0483	497.0486	−0.60
3	腺苷	$C_{10}H_{13}N_5O_4$		$[M+H]^+$	268.105	268.1046	1.49
4	葛根素芹菜糖苷	$C_{26}H_{28}O_{13}$		$[M+H]^+$	549.1602	549.1608	−1.09
5	柠檬苦素	$C_{26}H_{30}O_8$		$[M+H]^+$	471.2022	471.2019	0.64
6	维生素 K_1	$C_{31}H_{46}O_2$		$[M+Na]^+$	473.3363	473.3396	−6.97

续表

序号	化合物名称	分子式	化学结构	准分子离子峰	实测值	理论值	误差 / ×10⁻⁶
7	川陈皮素	$C_{21}H_{23}O_8$		$[M+H]^+$	403.1370	403.1393	−5.71
8	大豆苷	$C_{21}H_{20}O_9$		$[M+H]^+$	417.1182	417.1186	−0.96
9	δ–胡萝卜素	$C_{40}H_{56}$		$[M+H]^+$	537.4469	537.4460	1.67
10	迷迭香酸	$C_{18}H_{16}O_8$		$[M+NH_4]^+$	378.1201	378.1189	3.17
11	橙皮苷	$C_{28}H_{34}O_{15}$		$[M+H]^+$			
12	新橙皮苷	$C_{28}H_{34}O_{15}$		$[M+H]^+$	611.1999	611.1976	3.76
13	芦丁	$C_{28}H_{34}O_{15}$		$[M+H]^+$			

续表

序号	化合物名称	分子式	化学结构	准分子离子峰	实测值	理论值	误差/×10⁻⁶
14	β–谷甾醇	$C_{29}H_{50}O$		$[M+K]^+$	453.3458	453.3499	−9.04
15	β–麦芽糖	$C_{12}H_{22}O_{11}$		$[M+K]^+$	381.0802	381.0799	0.79
16	α–乳糖	$C_{32}H_{48}O_5$		$[M+NH_4]^+$	530.3856	530.3845	2.07
17	茯苓新酸AM	$C_{31}H_{46}O_6$		$[M+NH_4]^+$	532.3696	532.3638	10.89
18	茯苓新酸D	$C_{32}H_{48}O_6$		$[M+H]^+$	529.3620	529.3529	17.19
19	茯苓新酸DM	$C_{12}H_{22}O_{11}$		$[M+K]^+$	381.0802	381.0799	0.79
20	蔗糖	$C_{12}H_{22}O_{11}$		$[M+K]^+$	381.0802	381.0799	0.79

表格 2-4　固正保和九体草本膏－气虚质膏方成分药理作用

序号	化合物名称	CAS	药理作用
1	水仙苷	604-80-8	保护垂体后叶激素诱导的大鼠心肌缺血，增加小鼠心肌 Rb 提取率
2	表没食子儿茶素没食子酸酯	989-51-5	有明显的抗肿瘤作用，既可通过抑制核转录因子－κB（NF-κB）、丝裂原活化蛋白激酶（MAPK）、表皮生长因子受体、胰岛素样生长因子、环氧合酶（COX）-2 等相关信号通路防止肿瘤发生，也可通过抑制血管内皮生长因子、基质金属蛋白酶（MMP）、尿激酶纤溶酶原激活物等途径阻止肿瘤转移
3	腺苷	58-61-7	腺苷是以核苷和嘌呤为基本构造的活性物质，是由腺嘌呤通过 β-糖苷键结合 D-核糖形成的一种核苷，它广泛地存在于所有类型的细胞中，在核酸中既可是游离的也可是化合的核苷。像 ATP 这样的腺苷磷酸酯是生物化学反应中重要的能量载体。腺苷为天然核苷酸，是机体代谢的中间产物，也是体内重要活性成分之一。其作用通过激活腺苷受体（A 受体）而实现。在心房、窦房结及房室结，腺苷通过与 A 受体结合而激活 G 蛋白偶联的钾通道，使 K^+ 外流增加，细胞膜超极化而降低自律性。它还能明显增加 cGMP 水平，延长房室结的 ERP 和减慢传导，抑制交感神经或异丙肾上腺素所致早后、迟后除极而发挥抗心律失常作用。本品暂未被分类于 Ⅰ～Ⅳ 类抗心律失常药中。腺苷是中枢神经系统的一种抑制性神经调质，可在大脑的能量储存及能量需求之间提供信号，使之达到一种平衡。在正常情况下，细胞外腺苷浓度维持在 40~400 nmol。当缺血缺氧时，葡萄糖和糖原均加速分解产生 ATP 以应能量需求，ATP 继而降解，使细胞内腺苷水平急剧升高，并释放到细胞外发挥调节作用。在缺氧恢复阶段，内源性腺苷作为 ATP 合成的前体，在腺苷激酶（AK）的催化下可再生成 ATP，以延长细胞的生存时间。腺苷有扩张冠状动脉血管和减低心肌收缩力的作用。临床上适用于治疗心绞痛、高血压、脑血管障碍、中风后遗症、进行性肌萎缩症等。静注用于治疗室上性心动过速及 201Tl 心肌显像
4	葛根素芹菜糖苷	103654-50-8	改善高血压、动脉硬化患者的脑血流，增加冠状动脉的血流量，调节血液循环有显著效果
5	柠檬苦素	1180-71-8	柠檬苦素类似物具有抗肿瘤、抗病毒、镇痛、抗炎、催眠等多种生物活性

序号	化合物名称	CAS	药理作用
6	维生素 K_1	84-80-0	维生素 K_1 溶于线粒体膜的类脂中，起着电子转移作用，维生素 K 可增加肠道蠕动和分泌功能，缺乏维生素 K_1 时平滑肌张力及收缩减弱，它还可影响一些激素的代谢。如延缓糖皮质激素在肝中的分解，同时具有类似氢化可的松作用，长期注射维生素 K_1 可增加甲状腺的内分泌活性等
7	川陈皮素	478-01-3	川陈皮素具有抗血细胞凝集，抗血栓形成，抗癌，抗真菌，抗炎，抗病毒、抗癌、抗突变、抗过敏、抗溃疡、镇痛、降血压活性，降血胆固醇的作用
8	大豆苷	552-66-9	大豆苷具有扩张冠状动脉和脑血管，增加心、脑血流量和降低心肌耗氧量，抗动脉粥样硬化和促进血液循环等作用
9	δ-胡萝卜素	472-92-4	维持皮肤黏膜层的完整性，防止皮肤干燥、粗糙；构成视觉细胞内的感光物质；促进生长发育，有效促进健康及细胞发育，预防先天不足。促进骨骼及牙齿健康成长；维护生殖功能
10	迷迭香酸	20283-92-5	抗炎、抗菌、抗病毒、抗肿瘤及抗抑郁活性
11	橙皮苷	520-26-3	降低毛细血管的脆性及通透性，用于高血压病及毛细血管出血性疾患的辅助治疗。对毛细血管抵抗力降低有改善作用（增强维生素 C 的作用），具有抗炎、抗病毒及具有预防冻伤和抑制大鼠眼晶状体的醛还原酶作用
12	新橙皮苷	13241-33-3	新橙皮苷广泛用于果汁、果酒、饮料、糕点及药剂配方的甜味剂（矫味剂），特别适合作为糖尿病患者的食品
13	芦丁	153-18-4	具有降低毛细血管通透性和脆性的作用，保持及恢复毛细血管的正常弹性。临床用于防治脑出血、高血压、糖尿病、视网膜出血、紫癜及急性出血性肾炎。对皮肤有较好的抗辐射、抗自由基作用，对紫外线和 X 射线具有极强的吸收作用，作为天然防晒剂，添加 10% 的芦丁，紫外线的吸收率高达 98%。有很明显的清除细胞活性氧自由基的作用
14	β-谷甾醇	64997-52-0	β-谷甾醇有降胆固醇、止咳、祛痰及抑制肿瘤和修复组织作用。用于 II 型高脂血症、动脉粥样硬化症和慢性气管炎，亦用于早期子宫颈癌及皮肤溃疡等
15	β-麦芽糖	6363-53-7	能够促进肠胃蠕动，以补充机体所需的碳源和能量；可以抑制腐败细菌的滋生，从而减少毒性代谢物的产生，起到保护肝脏的作用

续表

序号	化合物名称	CAS	药理作用
16	α-乳糖	5989-81-1	除供给人体能量外，其在人体胃中不被消化吸收，可直达肠道。在人体肠道内易被乳糖酶分解成葡萄糖和半乳糖，以被吸收。半乳糖是构成脑及神经组织的糖脂质的一种成分，对婴儿的智力发育十分重要，它能促进脑苷和黏多糖类的生成。能促进人体肠道内某些乳酸菌的生成，能抑制腐败菌的生长，有助于肠的蠕动作用。由于乳酸的生成有利于钙以及其他物质的吸收，能防止佝偻病的发生
17	茯苓新酸 AM	151200-92-9	增强免疫力、抗肿瘤、镇静、降血糖、松弛消化道平滑肌，抑制胃酸分泌，防止干细胞坏死，抗菌等功效
18	茯苓新酸 D	/	增强免疫力、抗肿瘤、镇静、降血糖、松弛消化道平滑肌，抑制胃酸分泌，防止干细胞坏死，抗菌等功效
19	茯苓新酸 DM	/	增强免疫力、抗肿瘤、镇静、降血糖、松弛消化道平滑肌，抑制胃酸分泌，防止干细胞坏死，抗菌等功效
20	蔗糖	5989-81-1	蔗糖可以增加机体 ATP 的合成，有利于氨基酸的活力与蛋白质的合成。由蔗糖分解成的葡萄糖作为能源物质对脑组织和肺组织都是十分重要的。糖是构成机体的重要物质，如糖蛋白是体内的激素、酶、抗体等的组成部分，糖脂是细胞膜和神经组织的成分，核糖和脱氧核糖是核酸的重要组分

三、阳虚质（C型）

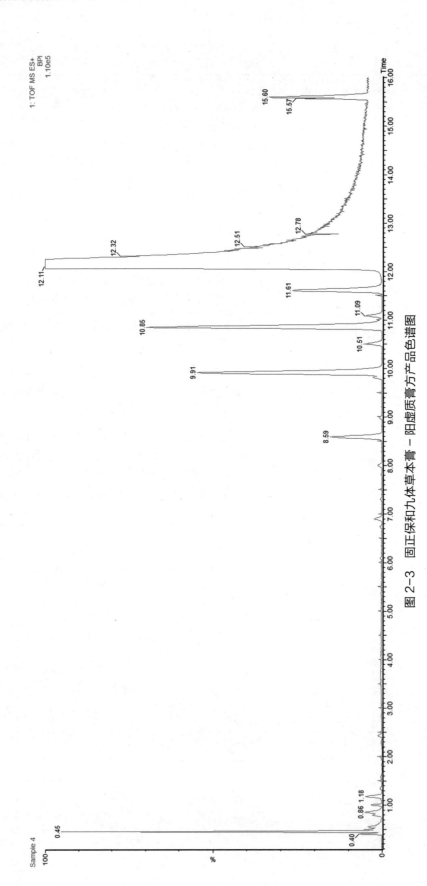

图 2-3　固正保和九体草本膏－阳虚质膏方产品色谱图

表 2-5 固正保和九体草本膏 - 阳虚质膏方产品化学成分

序号	化合物名称	分子式	化学结构	准分子离子峰	实测值	理论值	误差/×10⁻⁶
1	水仙苷	$C_{28}H_{32}O_{16}$		$[M+H]^+$	625.1824	625.1769	8.80
2	没食子儿茶素	$C_{15}H_{14}O_7$		$[M+H]^+$	307.0864	307.0818	14.98
3	腺苷	$C_{10}H_{13}N_5O_4$		$[M+Na]^+$	290.0789	290.0865	−26.20
4	柠檬酸	$C_6H_8O_7$		$[M+H]^+$	193.0257	193.0348	−47.14
5	柠檬苦素	$C_{26}H_{30}O_8$		$[M+H]^+$	471.1926	471.2019	−19.74
6	表儿茶素	$C_{15}H_{14}O_6$		$[M+Na]^+$	313.0688	313.0688	0.00
7	咖啡酸	$C_9H_8O_4$		$[M+Na]^+$	203.0271	203.0320	−24.13
8	赖氨酸	$C_6H_{14}N_2O_2$		$[M+K]^+$	185.0671	185.0692	−11.35
9	姜辣素	$C_{17}H_{26}O_4$		$[M+K]^+$	333.1461	333.1468	−2.10

续表

序号	化合物名称	分子式	化学结构	准分子离子峰	实测值	理论值	误差／×10⁻⁶
10	鸟氨酸	C₅H₁₂N₂O₂		[M+K]⁺	171.0523	171.0536	−7.60
11	β-谷甾醇	C₂₉H₅₀O		[M+K]⁺	453.3160	453.3499	−74.78
12	烟酰胺	C₆H₆N₂O		[M+Na]⁺	145.0433	145.0378	37.92
13	熊果苷	C₁₂H₁₆O₇		[M+K]⁺	311.0562	311.0533	9.32
14	二羟丙茶碱	C₁₅H₂₆O₂		[M+K]⁺	277.1536	277.1570	−12.27
15	山楂苷 I	C₂₄H₂₂O₁₀		[M+NH₄]⁺	488.1458	488.1557	−20.28
16	佛手苷内酯	C₁₂H₈O₄		[M+NH₄]⁺	234.0764	234.0766	−0.85
17	δ-胡萝卜素	C₄₀H₅₆		[M+Na]⁺	559.4187	559.4280	−16.62
18	β-麦芽糖	C₁₂H₂₂O₁₁		[M+NH₄]⁺	360.1533	360.1506	7.50

续表

序号	化合物名称	分子式	化学结构	准分子离子峰	实测值	理论值	误差/×10⁻⁶
19	蔗糖	$C_{12}H_{22}O_{11}$		$[M+NH_4]^+$	360.1533	360.1506	7.50

表 2-6　固正保和九体草本膏 – 阳虚质膏方成分药理作用

序号	化合物名称	CAS	药理作用
1	水仙苷	604-80-8	保护垂体后叶激素诱导的大鼠心肌缺血，增加小鼠心肌 Rb 提取率
2	没食子儿茶素	3371-27-5	没食子儿茶素具有广泛的生物活性，如具有抗细胞增殖（抗癌）、抗氧化、抗炎、抗心血管疾病等活性；还具有防紫外线辐射、减肥、预防糖尿病、缓解帕金森病等作用。如没食子儿茶素对脂肪细胞在高浓度葡萄糖条件下吸收葡萄糖的作用，应用 3T3-L1 前脂肪细胞分化模型，测定在脂肪细胞中没食子儿茶素对葡萄糖吸收的作用和对 3T3-L1 前脂肪细胞分化的影响。结果显示没食子儿茶素可促进脂肪细胞中高浓度葡萄糖（30 mmol/L）条件下由胰岛素刺激的葡萄糖吸收，加快 3T3-L1 前脂肪细胞的分化。没食子儿茶素可增加脂肪细胞葡萄糖吸收并促进 3T3-L1 前脂肪细胞分化，提示没食子儿茶素可有效改变血糖浓度和改善胰岛素抵抗
3	腺苷	58-61-7	腺苷是以核苷和嘌呤为基本构造的活性物质，是由腺嘌呤通过 β- 糖苷键结合 D- 核糖形成的一种核苷，它广泛地存在于所有类型的细胞中，在核酸中既可是游离的也可是化合的核苷。像 ATP 这样的腺苷磷酸酯是生物化学反应中重要的能量载体。腺苷为一天然核苷酸，是机体代谢的中间产物，也是体内重要活性成分之一。其作用系通过激活腺苷受体（A 受体）而实现。在心房、窦房结及房室结，腺苷通过与 A 受体结合而激活 G 蛋白偶联的钾通道，使 K^+ 外流增加，细胞膜超极化而降低自律性。它还能明显增加 cGMP 水平，延长房室结的 ERP 和减慢传导，抑制交感神经或异丙肾上腺素所致早后、迟后除极而发挥抗心律失常作用。本品暂未被分类于 I~IV 类抗心律失常药中。腺苷是中枢神经系统的一种抑制性神经调质，可在大脑的能量储存及能量需求之间提供信号，使之达到一种平衡。在正常情况下，细胞外腺苷浓度维持在 40~400 nmol。当缺血缺氧时，葡萄糖和糖原均加速分解产生 ATP 以应能量需求，ATP 继而降解，使细胞内腺苷水平急剧升高，并释放到细胞外发挥其调节作用。在缺氧恢复阶段，内源性腺苷作为 ATP 合成的前体，在腺苷激酶（AK）的催化下可再生成 ATP，以延长细胞的生存时间。腺苷有扩张冠状动脉血管和减低心肌收缩力的作用。临床上适用于治疗心绞痛、高血压、脑血管障碍、中风后遗症、进行性肌萎缩症等。静注用于治疗室上性心动过速及 201Tl 心肌显像

序号	化合物名称	CAS	药理作用
4	柠檬酸	77-92-9	具有抗衰老加快皮肤的角化的更新，能够有效地去除角质层美白皮肤，去除皮肤中的黑色素。柠檬酸也具有抗氧化作用，对于防止动脉硬化、软化血管有一定的帮助
5	柠檬苦素	1180-71-8	柠檬苦素类似物具有抗肿瘤、抗病毒、镇痛、抗炎、催眠等多种生物活性
6	表儿茶素	490-46-0	抗菌、消炎、镇咳，对心脑血管也有防治作用，同时能预防肿瘤，具有抗氧化作用
7	咖啡酸	331-39-5	咖啡酸具有心血管保护、抗诱变抗癌、抗菌抗病毒、降脂降糖、抗白血病、免疫调节、利胆止血及抗氧化等药理作用。咖啡酸能够收缩增固微血管、减低通透性、提高凝血功能以及白细胞血小板数量，对妇科出血疾病有显著疗效，还用于肿瘤疾病化疗和放疗以及其他原因引起的白细胞血小板减少症状，对原发性血小板减少以及再障性白细胞降低等疾病也有一定的疗效
8	赖氨酸	56-87-1	赖氨酸是人体必需氨基酸之一，能促进人体发育、增强免疫功能，并有提高中枢神经组织功能的作用。赖氨酸为碱性必需氨基酸。由于谷物食品中的赖氨酸含量甚低，且在加工过程中易被破坏而缺乏，故称为第一限制性氨基酸
9	姜辣素	23513-14-6	6-姜酚能刺激黏膜，促进胃液分泌；在肠道中能抑制异常发酵，促进气体排放；对大脑皮质和血管运动中枢有兴奋作用，能增进血液循环。现代医学研究证实，6-姜酚具有抗菌、抗肿瘤、抗氧化、抗炎、抗血小板等作用，还具有强心、防治心血管疾病、抗凝血、抗溃疡、止呕、止晕、抑制前列腺素合成、利胆、防腐杀虫、驱虫和护肤美容等生物活性
10	鸟氨酸	70-26-8	主要参与尿酸循环，有利于体内氨态氮的排出，在代谢上具有重要的作用
11	β-谷甾醇	64997-52-0	有降胆固醇、止咳、祛痰及抑制肿瘤和修复组织作用。用于Ⅱ型高脂血症、动脉粥样硬化症和慢性气管炎，亦用于早期子宫颈癌及皮肤溃疡等
12	烟酰胺	98-92-0	保湿、控油，减少黑头、痤疮。烟酰胺的抗皱能力在于能够激活ATP，提供给角朊细胞活力，增加胶原蛋白的合成，并具有很好的协同能力，可与其他的抗皱成分一起使用。辅助防晒效果，国内外很多研究表明，烟酰胺能够有效降低紫外照射时皮肤光免疫抑制的发生
13	熊果苷	497-76-7	具有镇静、抗炎、抗菌、抗糖尿病、抗溃疡、降低血糖等多种生物学效应。近年来发现它具有抗致癌、抗促癌、诱导F9畸胎瘤细胞分化和抗血管生成作用，极有可能成为低毒高效的新型抗癌药物。另外，熊果酸具有明显的抗氧化功能

续表

序号	化合物名称	CAS	药理作用
14	二羟丙茶碱	479-18-5	本品平喘作用比茶碱稍弱,心脏兴奋作用仅为氨茶碱的1/20～1/10,对心脏和神经系统的影响较小,尤适用于伴心动过速的哮喘患者。本品对呼吸道平滑肌有直接松弛作用,其作用机制与茶碱相同。过去认为通过抑制磷酸二酯酶,使细胞内cAMP含量提高所致。近年认为茶碱的支气管扩张作用部分是由于内源性肾上腺素与去甲肾上腺素释放的结果。此外,茶碱是嘌呤受体阻滞剂,能对抗腺嘌呤等对呼吸道的收缩作用。茶碱能增强膈肌收缩力,尤其在膈肌收缩无力时作用更显著,因此有助于改善呼吸功能
15	山楂苷I	/	助消化、降压、降血脂、抗氧化
16	佛手苷内酯	484-20-8	抗炎、镇痛
17	δ-胡萝卜素	472-92-4	维持皮肤黏膜层的完整性,防止皮肤干燥、粗糙;构成视觉细胞内的感光物质;促进生长发育,有效促进健康及细胞发育,预防先天不足。促进骨骼及牙齿健康成长;维护生殖功能
18	β-麦芽糖	6363-53-7	能够促进肠胃蠕动,以补充机体所需的碳源和能量;可以抑制腐败细菌的滋生,从而减少毒性代谢物的产生,起到保护肝脏的作用
19	蔗糖	5989-81-1	蔗糖可以增加机体ATP的合成,有利于氨基酸的活力与蛋白质的合成。由蔗糖分解成的葡萄糖作为能源物质对脑组织和肺组织都是十分重要的。糖是构成机体的重要物质,如糖蛋白是体内的激素、酶、抗体等的组成部分,糖脂是细胞膜和神经组织的成分,核糖和脱氧核糖是核酸的重要组分

四、阴虚质（D型）

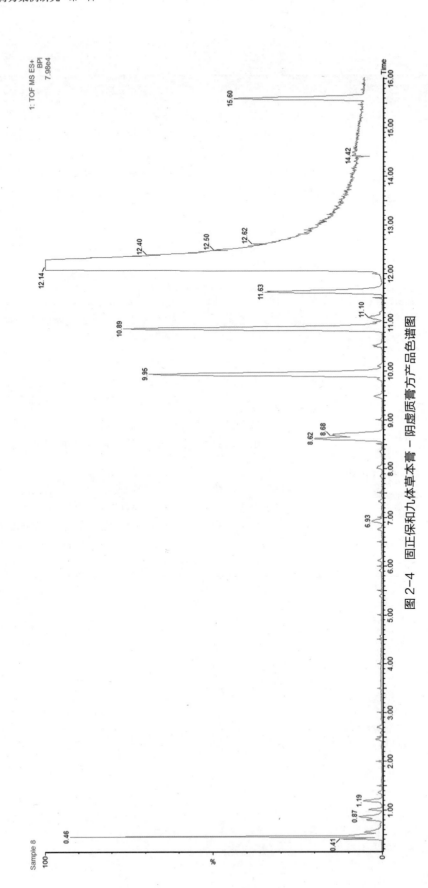

图 2-4　固正保和九体草本膏－阴虚质膏方产品色谱图

表2-7　固正保和九体草本膏－阴虚质膏方产品化学成分

序号	化合物名称	分子式	化学结构	准分子离子峰	实测值	理论值	误差/×10⁻⁶
1	表儿茶素	$C_{15}H_{14}O_6$		$[M+NH_4]^+$	308.1104	308.1134	-9.74
2	没食子儿茶素	$C_{15}H_{14}O_7$		$[M+H]^+$	307.0792	307.0818	-8.47
3	佛手苷内酯	$C_{12}H_8O_4$		$[M+NH_4]^+$	234.0685	234.0766	-34.60
4	咖啡酸	$C_9H_8O_4$		$[M+Na]^+$	203.0225	203.0320	-46.79
5	柠檬苦素	$C_{26}H_{30}O_8$		$[M+H]^+$	471.1916	471.2019	-21.86
6	柚皮苷	$C_{27}H_{32}O_{14}$		$[M+H]^+$	581.1888	581.1870	3.10
7	柚皮素	$C_{15}H_{12}O_5$		$[M+NH_4]^+$	290.0996	290.1028	-11.03
8	β-麦芽糖	$C_{12}H_{22}O_{11}$		$[M+NH_4]^+$	360.1460	360.1506	-12.77
9	δ-胡萝卜素	$C_{40}H_{56}$		$[M+H]^+$	537.4367	537.4460	-17.30

序号	化合物名称	分子式	化学结构	准分子离子峰	实测值	理论值	误差/×10⁻⁶
10	异野漆树苷	$C_{27}H_{30}O_{14}$		$[M+H]^+$	579.1724	579.1714	1.73
11	维生素 K_1	$C_{31}H_{46}O_2$		$[M+NH_4]^+$	468.3800	468.3842	−8.97
12	2- 氨基 -2- 脱氧 -3-D- 塔洛糖	$C_{15}H_{18}O_9$		$[M+K]^+$	381.0611	381.0588	6.04
13	橙皮苷	$C_{28}H_{34}O_{15}$		$[M+H]^+$			
14	新橙皮苷	$C_{28}H_{34}O_{15}$		$[M+H]^+$	611.1974	611.1976	−0.33
15	芦丁	$C_{28}H_{34}O_{15}$		$[M+H]^+$			

序号	化合物名称	分子式	化学结构	准分子离子峰	实测值	理论值	误差 /×10⁻⁶
16	山奈酚 -3-O- 芸香糖苷	$C_{27}H_{30}O_{15}$		$[M+H]^+$	595.1688	595.1663	4.20
17	刺芒柄花苷	$C_{22}H_{22}O_9$		$[M+K]^+$	469.0973	469.0901	15.35
18	没食子酸甲酯	$C_8H_8O_5$		$[M+Na]^+$	207.0351	207.0269	39.61
19	蔗糖	$C_{12}H_{22}O_{11}$		$[M+NH_4]^+$	360.1459	360.1506	-13.05

表 2-8　固正保和九体草本膏 - 阴虚质膏方成分药理作用

序号	化合物名称	CAS	药理作用
1	表儿茶素	490-46-0	抗菌、消炎、镇咳，对心脑血管也有防治作用，同时能预防肿瘤，具有抗氧化作用
2	没食子儿茶素	3371-27-5	没食子儿茶素具有广泛的生物活性，如具有抗细胞增殖（抗癌）、抗氧化、抗炎、抗心血管疾病等活性；还具有防紫外线辐射、减肥、预防糖尿病、缓解帕金森病等作用。如没食子儿茶素对脂肪细胞在高浓度葡萄糖条件下吸收葡萄糖的作用，应用 3T3-L1 前脂肪细胞分化模型，测定在脂肪细胞中没食子儿茶素对葡萄糖吸收的作用和对 3T3-L1 前脂肪细胞分化的影响。结果显示没食子儿茶素可促进脂肪细胞中高浓度葡萄糖（30 mmol/L）条件下由胰岛素刺激的葡萄糖吸收，加快 3T3-L1 前脂肪细胞的分化。没食子儿茶素可增加脂肪细胞葡萄糖吸收并促进 3T3-L1 前脂肪细胞分化，提示没食子儿茶素可有效改变血糖浓度和改善胰岛素抵抗

序号	化合物名称	CAS	药理作用
3	佛手苷内酯	484-20-8	抗炎、镇痛
4	咖啡酸	331-39-5	咖啡酸具有心血管保护、抗诱变抗癌、抗菌抗病毒、降脂降糖、抗白血病、免疫调节、利胆止血及抗氧化等药理作用。咖啡酸能够收缩增固微血管、减低通透性、提高凝血功能以及白细胞血小板数量，临床上常用于各种外科和内科出血的预防和治疗，对妇科出血疾病有显著疗效，还用于肿瘤疾病化疗和放疗以及其它原因引起的白细胞血小板减少症状，对原发性血小板减少以及再障性白细胞降低等疾病也有一定的疗效
5	柠檬苦素	1180-71-8	柠檬苦素类似物具有抗肿瘤、抗病毒、镇痛、抗炎、催眠等多种生物活性
6	柚皮苷	10236-47-2	有明显的抗炎作用，可降低血液的黏滞度，减少血栓的形成，并有镇痛、镇静及增加实验动物胆汁分泌的作用
7	柚皮素	67604-48-2	抗炎和抗肿瘤的特性，诱导细胞凋亡，在氧化损伤后刺激DNA修复，抑制 PI3K 的活性
8	β-麦芽糖	6363-53-7	能够促进肠胃蠕动，以补充机体所需的碳源和能量；可以抑制腐败细菌的滋生，从而减少毒性代谢物的产生，起到保护肝脏的作用
9	δ-胡萝卜素	472-92-4	维持皮肤黏膜层的完整性，防止皮肤干燥、粗糙；构成视觉细胞内的感光物质；促进生长发育，有效促进健康及细胞发育，预防先天不足。促进骨骼及牙齿健康成长；维护生殖功能
10	异野漆树苷	552-57-8	抗肿瘤，抗高血压，黄嘌呤氧化酶抑制剂，抗氧化剂
11	维生素 K_1	84-80-0	维生素 K_1 溶于线粒体膜的类脂中，起着电子转移作用，维生素 K 可增加肠道蠕动和分泌功能，缺乏维生素 K_1 时平滑肌张力及收缩减弱，它还可影响一些激素的代谢。如延缓糖皮质激素在肝中的分解，同时具有类似氢化可的松作用，长期注射维生素 K_1 可增加甲状腺的内分泌活性等
12	2-氨基-2-脱氧-3-D塔洛糖	24959-81-7	抗病毒、抗菌、抗癌、抗癫痫、抗衰老等作用，用于预防病毒及病原菌感染等，可防止 HSV、HIV、流感病毒等病原菌引起的传染病，可治疗疱疹等，主要用于各种病毒病、免疫抑制病的预防和治疗，也可作为细菌及支原体感染的辅助治疗
13	橙皮苷	520-26-3	降低毛细血管的脆性及通透性，用于高血压病及毛细血管出血性疾患的辅助治疗。对毛细血管抵抗力降低有改善作用（增强维生素 C 的作用），具有抗炎、抗病毒及具有预防冻伤和抑制大鼠眼晶状体的醛还原酶作用

续表

序号	化合物名称	CAS	药理作用
14	新橙皮苷	13241-33-3	新橙皮苷广泛用于果汁、果酒、饮料、糕点及药剂配方的甜味剂（矫味剂），特别适合作为糖尿病患者的食品
15	芦丁	153-18-4	具有降低毛细血管通透性和脆性的作用，保持及恢复毛细血管的正常弹性。临床用于防治脑出血、高血压、糖尿病、视网膜出血、紫癜和急性出血性肾炎。对皮肤有较好的抗辐射、抗自由基作用，对紫外线和X射线具有极强的吸收作用，作为天然防晒剂，添加10%的芦丁，紫外线的吸收率高达98%。有很明显的清除细胞活性氧自由基的作用
16	山奈酚-3-O-芸香糖苷	17650-84-9	降血脂，活血化瘀
17	刺芒柄花苷	486-62-4	具有抗肿瘤的作用
18	没食子酸甲酯	99-24-1	没食子酸甲酯通过抑制CD4+CD25+调节性T细胞的浸润表现出强大的抗肿瘤活性
19	蔗糖	5989-81-1	蔗糖可以增加机体ATP的合成，有利于氨基酸的活力与蛋白质的合成。由蔗糖分解成的葡萄糖作为能源物质对脑组织和肺组织都是十分重要的。糖是构成机体的重要物质，如糖蛋白是体内的激素、酶、抗体等的组成部分，糖脂是细胞膜和神经组织的成分，核糖和脱氧核糖是核酸的重要组分

五、痰湿质（E型）

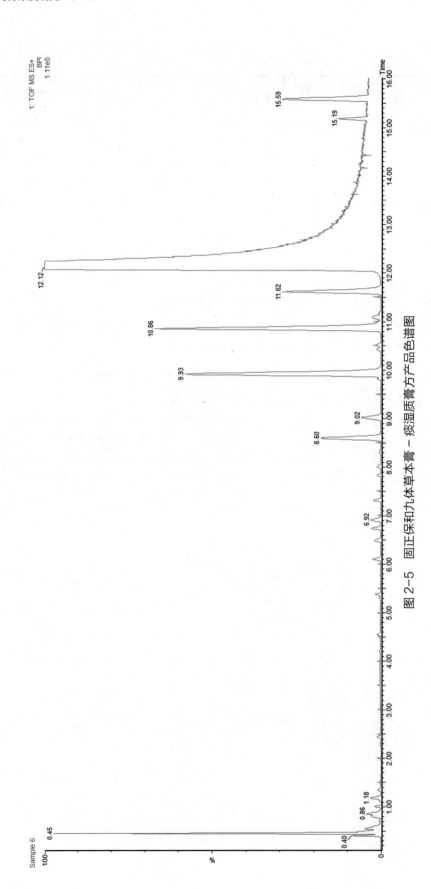

图 2-5　固正保和九体草本膏－痰湿质膏方产品色谱图

表 2-9　固正保和九体草本膏 – 痰湿质膏方产品化学成分

序号	化合物名称	分子式	化学结构	准分子离子峰	实测值	理论值	误差/×10⁻⁶
1	水仙苷	$C_{28}H_{32}O_{16}$		$[M+H]^+$	625.1817	625.1769	7.68
2	黄决明素	$C_{19}H_{18}O_7$		$[M+Na]^+$	381.0877	381.0950	−19.16
3	决明素	$C_{18}H_{16}O_7$		$[M+NH_4]^+$	362.1202	362.1240	−10.49
4	腺苷	$C_{10}H_{13}N_5O_4$		$[M+H]^+$	268.0951	268.1046	−35.43
5	染料木素苷	$C_{21}H_{20}O_{10}$		$[M+NH_4]^+$	450.1376	450.1400	−5.33
6	柠檬苦素	$C_{26}H_{30}O_8$		$[M+H]^+$	471.1923	471.2019	−20.37
7	维生素 K_1	$C_{31}H_{46}O_2$		$[M+Na]^+$	473.3309	473.3396	−18.38
8	秋水仙碱	$C_{22}H_{25}NO_6$		$[M+NH_4]^+$	417.1949	417.2026	−18.46

续表

序号	化合物名称	分子式	化学结构	准分子离子峰	实测值	理论值	误差/×10⁻⁶
9	柚皮苷	$C_{27}H_{32}O_{14}$		$[M+H]^+$	581.1898	581.1870	4.82
10	δ-胡萝卜素	$C_{40}H_{56}$		$[M+Na]^+$	559.4200	559.4280	−14.30
11	异牡荆苷	$C_{21}H_{20}O_{10}$		$[M+NH_4]^+$	450.1376	450.1400	−5.33
12	橙皮苷	$C_{28}H_{34}O_{15}$		$[M+H]^+$			
13	新橙皮苷	$C_{28}H_{34}O_{15}$		$[M+H]^+$	611.2028	611.1976	8.51
14	芦丁	$C_{28}H_{34}O_{15}$		$[M+H]^+$			

续表

序号	化合物名称	分子式	化学结构	准分子离子峰	实测值	理论值	误差 / ×10⁻⁶
15	酪氨酸	$C_9H_{11}N_{O3}$		$[M+Na]^+$	204.0561	204.0637	−37.24
16	山楂苷 I	$C_{24}H_{22}O_{10}$		$[M+NH_4]^+$	488.1480	488.1557	−15.77
17	烟酰胺	$C_6H_6N_2O$		$[M+Na]^+$	145.0350	145.0378	−19.31
18	茯苓新酸 AM	$C_{32}H_{48}O_5$		$[M+NH_4]^+$	530.3811	530.3845	−6.41
19	茯苓新酸 DM	$C_{32}H_{48}O_6$		$[M+H]^+$	529.3585	529.3529	10.58
20	山奈酚-3-O-芸香糖苷	$C_{27}H_{30}O_{15}$		$[M+H]^+$	595.1697	595.1663	5.71

表 2-10　固正保和九体草本膏 - 痰湿质膏方成分药理作用

序号	化合物名称	CAS	药理作用
1	水仙苷	604-80-8	保护垂体后叶激素诱导的大鼠心肌缺血，增加小鼠心肌 Rb 提取率
2	黄决明素	70588-06-6	降压、抗菌和降低胆固醇的作用
3	决明素	70588-05-5	降压、抗菌和降低胆固醇的作用
4	腺苷	58-61-7	腺苷是以核苷和嘌呤为基本构造的活性物质，是由腺嘌呤通过 β- 糖苷键结合 D- 核糖形成的一种核苷，它广泛地存在于所有类型的细胞中，在核酸中既可是游离的也可是化合的核苷。像 ATP 这样的腺苷磷酸酯是生物化学反应中重要的能量载体。腺苷为一天然核苷酸，是机体代谢的中间产物，也是体内重要活性成分之一。其作用系通过激活腺苷受体（A 受体）而实现。在心房、窦房结及房室结，腺苷通过与 A 受体结合而激活 G 蛋白偶联的钾通道，使 K^+ 外流增加，细胞膜超极化而降低自律性。它还能明显增加 cGMP 水平，延长房室结的 ERP 和减慢传导，抑制交感神经或异丙肾上腺素所致早后、迟后除极而发挥抗心律失常作用。本品暂未被分类于 Ⅰ ~ Ⅳ 类抗心律失常药中。腺苷是中枢神经系统的一种抑制性神经调质，可在大脑的能量储存及能量需求之间提供信号，使之达到一种平衡。在正常情况下，细胞外腺苷浓度维持在 40~400 nmol。当缺血缺氧时，葡萄糖和糖原均加速分解产生 ATP 以应能量需求，ATP 继而降解，使细胞内腺苷水平急剧升高，并释放到细胞外发挥其调节作用。在缺氧恢复阶段，内源性腺苷作为 ATP 合成的前体，在腺苷激酶（AK）的催化下可再生成 ATP，以延长细胞的生存时间。腺苷有扩张冠状动脉血管和减低心肌收缩力的作用。临床上适用于治疗心绞痛、高血压、脑血管障碍、中风后遗症、进行性肌萎缩症等。静注用于治疗室上性心动过速及 201Tl 心肌显像
5	染料木素苷	529-59-9	具有雌性激素及抗雌激素性质，具有抗氧化作用。可以抑制酪氨酸蛋白激酶（PTK）的活性。可以抑制拓扑异购酶 Ⅱ 的活性。具有诱发细胞程序性死亡、提高抗癌药效、抑制血管生成等作用，是一种很有潜力的癌症预防剂，其抗癌作用及机制具有广泛的应用前景
6	柠檬苦素	1180-71-8	柠檬苦素类似物具有抗肿瘤、抗病毒、镇痛、抗炎、催眠等多种生物活性
7	维生素 K_1	84-80-0	维生素 K_1 溶于线粒体膜的类脂中，起着电子转移作用，维生素 K 可增加肠道蠕动和分泌功能，缺乏维生素 K_1 时平滑肌张力及收缩减弱，它还可影响一些激素的代谢。如延缓糖皮质激素在肝中的分解，同时具有类似氢化可的松作用，长期注射维生素 K_1 可增加甲状腺的内分泌活性等

续表

序号	化合物名称	CAS	药理作用
8	秋水仙碱	64-86-8	对急性痛风疗效较好，可迅速解除疼痛并可预防关节炎发作
9	柚皮苷	10236-47-2	有明显的抗炎作用，可降低血液的黏滞度，减少血栓的形成，并有镇痛、镇静及增加实验动物胆汁分泌的作用
10	δ-胡萝卜素	472-92-4	维持皮肤黏膜层的完整性，防止皮肤干燥、粗糙；构成视觉细胞内的感光物质；促进生长发育，有效促进健康及细胞发育，预防先天不足。促进骨骼及牙齿健康成长；维护生殖功能
11	异牡荆苷	29702-25-8	降血糖、抗菌、调节记忆、抑制 α-葡萄糖苷酶、降血压和抗氧化等作用
12	橙皮苷	520-26-3	降低毛细血管的脆性及通透性，用于高血压病及毛细血管出血性疾患的辅助治疗。对毛细血管抵抗力降低有改善作用（增强维生素 C 的作用），具有抗炎、抗病毒及具有预防冻伤和抑制大鼠眼晶状体的醛还原酶作用
13	新橙皮苷	13241-33-3	新橙皮苷广泛用于果汁、果酒、饮料、糕点及药剂配方的甜味剂（矫味剂），特别适合作为糖尿病患者的食品
14	芦丁	153-18-4	具有降低毛细血管通透性和脆性的作用，保持及恢复毛细血管的正常弹性。临床用于防治脑出血、高血压、糖尿病、视网膜出血、紫癜和急性出血性肾炎。对皮肤有较好的抗辐射、抗自由基作用，对紫外线和 X 射线具有极强的吸收作用，作为天然防晒剂，添加 10% 的芦丁，紫外线的吸收率高达 98%。有很明显的清除细胞活性氧自由基的作用
15	酪氨酸	70642-86-3	酪氨酸是一种非必需氨基酸，是机体多种生成物的原料，酪氨酸在体内可通过不同代谢途径转化为多种生理物质，如多巴胺、肾上腺素、甲状腺素、黑色素等。这些物质与神经传导和代谢调节控制关系密切
16	山楂苷 I	/	助消化、降压、降血脂、抗氧化
17	烟酰胺	98-92-0	保湿、控油、减少黑头、痤疮。烟酰胺的抗皱能力在于能够激活 ATP，提供给角朊细胞活力，增加胶原蛋白的合成，并具有很好的协同能力，可与其他的抗皱成分一起使用。辅助防晒效果，国内外很多研究表明，烟酰胺能够有效降低紫外照射时皮肤光免疫抑制的发生
18	茯苓新酸 AM	151200-92-9	增强免疫力、抗肿瘤、镇静、降血糖、松弛消化道平滑肌，抑制胃酸分泌，防止干细胞坏死，抗菌
19	茯苓新酸 DM	/	增强免疫力、抗肿瘤、镇静、降血糖、松弛消化道平滑肌，抑制胃酸分泌，防止干细胞坏死，抗菌
20	山奈酚 -3-O- 芸香糖苷	17650-84-9	降血脂，活血化瘀

六、湿热质（F型）

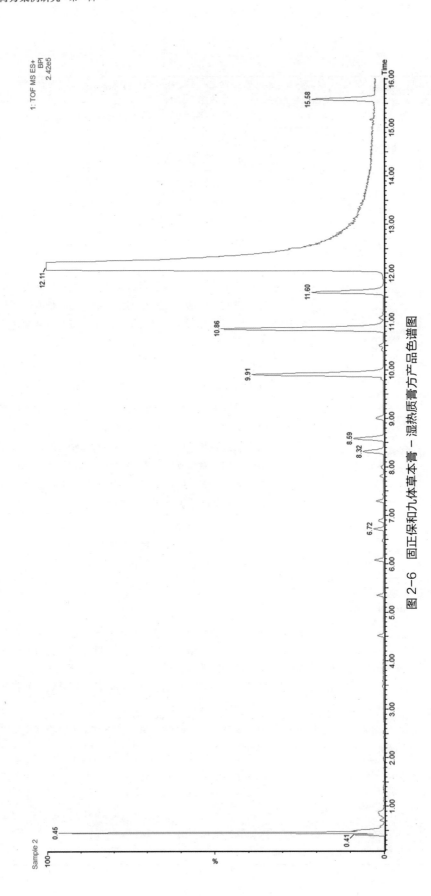

图 2-6　固正保和九体草本膏－湿热质方产品色谱图

表 2-11　固正保和九体草本膏 – 湿热质膏方产品化学成分

序号	化合物名称	分子式	化学结构	准分子离子峰	实测值	理论值	误差 / ×10⁻⁶
1	木犀草素	$C_{15}H_{10}O_6$		$[M+H]^+$	287.0549	287.0556	-2.44
2	腺嘌呤	$C_5H_4N_4$		$[M+H]^+$	136.0676	136.0623	38.95
3	腺苷	$C_{10}H_{13}N_5O_4$		$[M+H]^+$	268.1095	268.1046	18.28
4	2″-O- 没食子酰金丝桃苷	$C_{28}H_{24}O_{16}$		$[M+NH_4]^+$	634.1455	634.1408	7.41
5	莫诺苷	$C_{17}H_{26}O_{11}$		$[M+NH_4]^+$	424.1838	424.1819	4.48
6	柚皮苷	$C_{27}H_{32}O_{14}$		$[M+H]^+$	581.1864	581.1870	-1.03
7	川陈皮素	$C_{21}H_{23}O_8$		$[M+H]^+$	403.1403	403.1393	2.48
8	柠檬酸	$C_6H_8O_7$		$[M+Na]^+$	215.0222	215.0168	25.11
9	δ – 胡萝卜素	$C_{40}H_{56}$		$[M+H]^+$	537.4372	537.4460	-16.37

序号	化合物名称	分子式	化学结构	准分子离子峰	实测值	理论值	误差/×10⁻⁶
10	柠檬苦素	$C_{26}H_{30}O_8$		$[M+H]^+$	471.2023	471.2019	0.85
11	橙皮苷	$C_{28}H_{34}O_{15}$		$[M+H]^+$			
12	新橙皮苷	$C_{28}H_{34}O_{15}$		$[M+H]^+$	611.1923	611.1976	−8.67
13	芦丁	$C_{28}H_{34}O_{15}$		$[M+H]^+$			
14	葡萄糖	$C_6H_{12}O_6$		$[M+Na]^+$	203.0580	203.0532	23.64
15	β–谷甾醇	$C_{29}H_{50}O$		$[M+K]^+$	453.3454	453.3499	−9.93
16	茯苓新酸C	$C_{31}H_{46}O_4$		$[M+H]^+$	483.3500	483.3474	5.38

续表

序号	化合物名称	分子式	化学结构	准分子离子峰	实测值	理论值	误差 / ×10⁻⁶
17	橙黄决明素	$C_{17}H_{14}O_7$		$[M+H]^+$	331.0810	331.0818	-2.42
18	蒲公英内酯吡喃葡萄糖苷	$C_{21}H_{34}O_9$		$[M+Na]^+$	453.2105	453.2101	0.88
19	柚皮素 -7-O- 葡萄糖苷	$C_{21}H_{22}O_{10}$		$[M+H]^+$	435.1364	435.1219	33.32
20	山奈酚 -3-O- 芸香糖苷	$C_{27}H_{30}O_{15}$		$[M+H]^+$	595.1661	595.1663	-0.34
21	山奈酚 -3-O- β -D- 葡萄糖苷	$C_{21}H_{20}O_{11}$		$[M+H]^+$	449.1095	449.1084	2.45
22	异鼠李素 -7-O- 鼠李糖 -3-O- 葡萄糖苷	$C_{28}H_{32}O_{16}$		$[M+H]^+$	625.1773	625.1769	0.64
23	蔗糖	$C_{12}H_{22}O_{11}$		$[M+K]^+$	381.0821	381.0799	5.77

表2-12 固正保和九体草本膏－湿热质膏方成分药理作用

序号	化合物名称	CAS	药理作用
1	木犀草素	491–70–3	抗肿瘤，抗氧化，抗炎，神经保护作用，抗雌激素。抑制多种细菌和病毒，如金葡球菌、大肠杆菌、单纯疱疹病毒、脊髓灰质炎病毒、柯萨奇 B_3 病毒等。能抑制艾滋病病毒 HIV–1 整合酶的活性，具有潜在的抗 HIV 的作用。木犀草素可以与严重急性呼吸道综合征（SARS）冠状病毒的 s2 蛋白结合，从而抑制病毒进入宿主细胞。木犀草素还具有抗杜氏利氏曼原虫的作用，通过抑制杜氏利氏曼原虫拓扑异构酶 Ⅰ 和拓扑异构酶 Ⅱ 的作用而抑制其生长。此外，木犀草素还具有免疫调节的作用等
2	腺嘌呤	73–24–5	嘌呤是核酸的组成成分，参与生物体内的 RNA 和 DNA 合成，当白细胞缺乏时，能促进白细胞增生，用于防治白细胞减少病，也用于急性粒细胞减少症。腺嘌呤用于防治各种原因引起的白细胞减少症、急性中性粒细胞减少症，尤其肿瘤化疗、放疗以及苯中毒等引起的白细胞减少症
3	腺苷	58–61–7	腺苷是以核苷和嘌呤为基本构造的活性物质，是由腺嘌呤通过 β– 糖苷键结合 D– 核糖形成的一种核苷，它广泛地存在于所有类型的细胞中，在核酸中既可是游离的也可是化合的核苷。像 ATP 这样的腺苷磷酸酯是生物化学反应中重要的能量载体。腺苷为一天然核苷酸，是机体代谢的中间产物，也是体内重要活性成分之一。其作用系通过激活腺苷受体（A 受体）而实现。在心房、窦房结及房室结，腺苷通过与 A 受体结合而激活 G 蛋白偶联的钾通道，使 K^+ 外流增加，细胞膜超极化而降低自律性。它还能明显增加 cGMP 水平，延长房室结的 ERP 和减慢传导，抑制交感神经或异丙肾上腺素所致早后、迟后除极而发挥抗心律失常作用。本品暂未被分类于 Ⅰ ~ Ⅳ 类抗心律失常药中。腺苷是中枢神经系统的一种抑制性神经调质，可在大脑的能量储存及能量需求之间提供信号，使之达到一种平衡。在正常情况下，细胞外腺苷浓度维持在 40 ~ 400 nmol。当缺血缺氧时，葡萄糖和糖原均加速分解产生 ATP 以应能量需求，ATP 继而降解，使细胞内腺苷水平急剧升高，并释放到细胞外发挥其调节作用。在缺氧恢复阶段，内源性腺苷作为 ATP 合成的前体，在腺苷激酶（AK）的催化下可再生成 ATP，以延长细胞的生存时间。腺苷有扩张冠状动脉血管和减低心肌收缩力的作用。临床上适用于治疗心绞痛、高血压、脑血管障碍、中风后遗症、进行性肌萎缩症等。静注用于治疗室上性心动过速及 201Tl 心肌显像

续表

序号	化合物名称	CAS	药理作用
4	2″-O-没食子酰基金丝桃苷	53209-27-1	2″-O-没食子酰基金丝桃苷对大鼠实验性心肌缺血再灌注损伤有保护作用，具有良好的抗氧化活性，在豚鼠右心室缺氧再给氧模型中，可以降低心律失常发生率。以2″-O-没食子酰基金丝桃苷和金丝桃苷为主要活性成分的鹿衔草总黄酮，对大鼠急性心肌缺血具有保护作用；能降低垂体后叶激素诱发的缺血性心律失常的发生率；减少冠脉结扎后心肌梗死面积，降低血清磷酸激酶（CK）和乳酸脱氢酶（LDH）活性，提高血清超氧化物歧化酶（SOD）活性，减少丙二醛（MDA）含量，说明2″-O-没食子酰基金丝桃苷和金丝桃苷具有良好的研究潜力
5	莫诺苷	25406-64-8	抑制细胞凋亡、阻断谷氨酸受体、清除自由基、促进脑组织的生长及修复、阻断Ca^{2+}内流、减少炎症反应等方面预防和治疗脑缺血再灌注损伤。能有效降低局灶性脑缺血模型引起的血液黏度升高，具有对抗局灶性脑缺血再灌注大鼠凝血功能，能有效改善血液黏度和抑制血小板聚集。莫诺苷能对抗高糖引起的细胞形态的变化，提高心肌细胞存活率，降低LDH、GOT、MDA的含量，提高SOD的活力。可以通过提高心肌细胞的抗氧化能力对抗高血糖引起的损伤。抑制黑素的合成。促进骨折的愈合。降低AGEs的生成，对高糖致人脐静脉内皮细胞（HUVEC）损伤有保护作用，可使糖尿病大鼠血糖、尿蛋白、人血白蛋白和总蛋白水平降低。改善脂肪细胞的分化异常。显著促进淋巴细胞的增殖。抑制PTP-1B
6	柚皮苷	10236-47-2	有明显的抗炎作用，可降低血液的黏滞度，减少血栓的形成，并有镇痛、镇静及增加实验动物胆汁分泌的作用
7	川陈皮素	478-01-3	川陈皮素具有抗血细胞凝集、抗血栓形成、抗真菌、抗炎、抗病毒、抗癌、抗突变、抗过敏、抗溃疡、镇痛、降血压活性、降血胆固醇的作用
8	柠檬酸	77-92-9	柠檬酸是溶于水的有机酸，在柠檬中含有大量的柠檬酸，所以经常吃柠檬也能提高体内柠檬酸的含量。柠檬酸具有很强的酸性，属于果酸的一种，常用于洗发精、乳霜、乳液以及美白日用品中，具有抗衰老加快皮肤的角化的更新，能够有效地去除角质层美白皮肤，去除皮肤中的黑色素。柠檬酸也具有抗氧化作用，对于防止动脉硬化，软化血管以及降血压都有一定的帮助
9	δ-胡萝卜素	472-92-4	维持皮肤黏膜层的完整性，防止皮肤干燥、粗糙；构成视觉细胞内的感光物质；促进生长发育，有效促进健康及细胞发育，预防先天不足；促进骨骼及牙齿健康成长；维护生殖功能
10	柠檬苦素	1180-71-8	柠檬苦素类似物具有抗肿瘤、抗病毒、镇痛、抗炎、催眠等多种生物活性

续表

序号	化合物名称	CAS	药理作用
11	橙皮苷	520-26-3	降低毛细血管的脆性及通透性，用于高血压病及毛细血管出血性疾患的辅助治疗。对毛细血管抵抗力降低有改善作用（增强维生素 C 的作用），具有抗炎、抗病毒及具有预防冻伤和抑制大鼠眼晶状体的醛还原酶作用
12	新橙皮苷	13241-33-3	新橙皮苷是从枳实中提取的一种天然新型营养甜味剂，广泛用于果汁、果酒、饮料、糕点及药剂配方的甜味剂（矫味剂），特别适合作为糖尿病患者的食品
13	芦丁	153-18-4	具有降低毛细血管通透性和脆性的作用，保持及恢复毛细血管的正常弹性。临床用于防治脑出血、高血压、糖尿病、视网膜出血、紫癜和急性出血性肾炎。对皮肤有较好的抗辐射、抗自由基作用，对紫外线和 X 射线具有极强的吸收作用，作为天然防晒剂，添加 10% 的芦丁，紫外线的吸收率高达98%。有很明显的清除细胞活性氧自由基的作用
14	葡萄糖	50-99-7	营养型甜味剂；保水剂；组织改进剂；成型和加工助剂
15	β-谷甾醇	64997-52-0	β-谷甾醇有降胆固醇、止咳、祛痰及抑制肿瘤和修复组织作用。用于Ⅱ型高脂血症、动脉粥样硬化症和慢性气管炎，亦用于早期子宫颈癌及皮肤溃疡等
16	茯苓新酸 C	/	增强免疫力、抗肿瘤、镇静、降血糖、松弛消化道平滑肌，抑制胃酸分泌，防止干细胞坏死，抗菌
17	橙黄决明素	67979-25-3	降血脂作用。对低密度脂蛋白受体基因转录水平有增强作用，橙黄决明素能显著降低高脂血症大鼠的 TC、LDL-C 和 TG
18	蒲公英内酯吡喃葡萄糖苷	69251-96-3	抗病原微生物，保肝、利胆，抗胃溃疡，提高免疫力，利尿
19	柚皮素-7-O-葡萄糖苷	529-55-5	具有较强的抗氧化效果，常用作饮料、食品和酒类的抗氧化剂
20	山奈酚-3-O-芸香糖苷	17650-84-9	抑虫、抑菌，抗非特异性炎症，保护肾缺血再灌注损伤等
21	山奈酚-3-O-β-D-葡萄糖苷	145134-61-8	降血糖、抗炎、抗氧化、免疫调节等方面均具有显著预防和治疗作用
22	异鼠李素-7-O-鼠李糖-3-O-葡萄糖苷	17331-71-4	抗抑郁，抗衰老
23	蔗糖	5989-81-1	蔗糖可以增加机体 ATP 的合成，有利于氨基酸的活力与蛋白质的合成。由蔗糖分解成的葡萄糖作为能源物质对脑组织和肺组织都是十分重要的。糖是构成机体的重要物质，如糖蛋白是体内的激素、酶、抗体等的组成部分，糖脂是细胞膜和神经组织的成分，核糖和脱氧核糖是核酸的重要组分

七、血瘀质（G型）

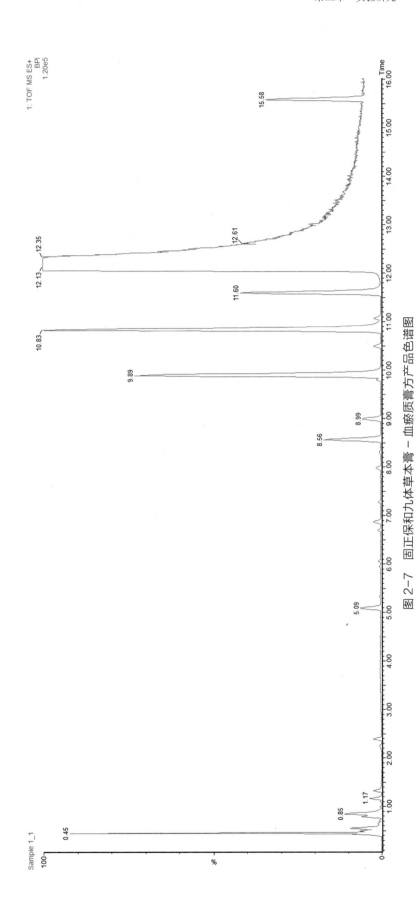

图2-7 固正保和九体草本膏－血瘀质膏方产品色谱图

表 2-13　固正保和九体草本膏－血瘀质膏方产品化学成分

序号	化合物名称	分子式	化学结构	准分子离子峰	实测值	理论值	误差 / ×10⁻⁶
1	酪氨酸	$C_9H_{11}NO_3$		$[M+Na]^+$	204.0602	204.0637	−17.15
2	腺嘌呤	$C_5H_4N_4$		$[M+H]^+$	136.0663	136.0623	29.40
3	腺苷	$C_{10}H_{13}N_5O_4$		$[M+H]^+$	268.1082	268.1046	13.43
4	咖啡酸苯乙酯	$C_{17}H_{16}O_4$		$[M+NH_4]^+$	302.1380	302.1392	−3.97
5	柠檬苦素	$C_{26}H_{30}O_8$		$[M+H]^+$	471.2026	471.2019	1.49
6	柚皮苷	$C_{27}H_{32}O_{14}$		$[M+H]^+$	581.1862	581.1870	−1.38
7	川陈皮素	$C_{21}H_{23}O_8$		$[M+H]^+$	403.1416	403.1393	5.71
8	大豆苷	$C_{21}H_{20}O_9$		$[M+H]^+$	417.1206	417.1186	4.79
9	δ－胡萝卜素	$C_{40}H_{56}$		$[M+H]^+$	537.4372	537.4460	−16.37

续表

序号	化合物名称	分子式	化学结构	准分子离子峰	实测值	理论值	误差/×10⁻⁶
10	没食子酸甲酯	$C_8H_8O_5$		$[M+NH_4]^+$	202.0754	202.0715	19.30
11	橙皮苷	$C_{28}H_{34}O_{15}$		$[M+H]^+$			
12	新橙皮苷	$C_{28}H_{34}O_{15}$		$[M+H]^+$	611.1968	611.1976	−1.31
13	芦丁	$C_{28}H_{34}O_{15}$		$[M+H]^+$			
14	苦杏仁苷	$C_{20}H_{27}NO_{11}$		$[M+NH_4]^+$	475.1950	475.1928	4.63
15	β–谷甾醇	$C_{29}H_{50}O$		$[M+K]^+$	453.3460	453.3499	−8.60

续表

序号	化合物名称	分子式	化学结构	准分子离子峰	实测值	理论值	误差 /×10⁻⁶
16	刺芒柄花苷	$C_{22}H_{22}O_9$		$[M+H]^+$	431.1372	431.1342	6.96
17	α‑乳糖	$C_{12}H_{22}O_{11}$		$[M+H]^+$	343.1279	343.1240	11.37
18	茯苓新酸 AM	$C_{32}H_{48}O_5$		$[M+NH_4]^+$	530.3837	530.3845	−1.51
19	茯苓新酸 D	$C_{31}H_{46}O_6$		$[M+NH_4]^+$	532.3700	532.3638	11.65
20	蔗糖	$C_{12}H_{22}O_{11}$		$[M+K]^+$	381.0817	381.0799	4.72

表 2-14 固正保和九体草本膏－血瘀质膏方成分药理作用

序号	化合物名称	CAS	药理作用
1	酪氨酸	70642-86-3	酪氨酸是一种非必需氨基酸，是机体多种生成物的原料，酪氨酸在体内可通过不同代谢途径转化为多种生理物质，如多巴胺、肾上腺素、甲状腺素、黑色素等。这些物质与神经传导和代谢调节控制关系密切
2	腺嘌呤	73-24-5	嘌呤是核酸的组成成分，参与生物体内的 RNA 和 DNA 合成，当白细胞缺乏时，能促进白细胞增生，用于防治白细胞减少病，也用于急性粒细胞减少症。腺嘌呤用于防治各种原因引起的白细胞减少症、急性中性粒细胞减少症，尤其肿瘤化疗、放疗以及苯中毒等引起的白细胞减少症
3	腺苷	58-61-7	腺苷是以核苷和嘌呤为基本构造的活性物质，是由腺嘌呤通过 β- 糖苷键结合 D- 核糖形成的一种核苷，它广泛地存在于所有类型的细胞中，在核酸中既可是游离的也可是化合的核苷。腺苷为一天然核苷酸，是机体代谢的中间产物，也是体内重要活性成分之一。其作用系通过激活腺苷受体（A 受体）而实现。在心房、窦房结及房室结，腺苷通过与 A 受体结合而激活 G 蛋白偶联的钾通道，使 K^+ 外流增加，细胞膜超极化而降低自律性。它还能明显增加 cGMP 水平，延长房室结的 ERP 和减慢传导，抑制交感神经或异丙肾上腺素所致早后、迟后除极而发挥抗心律失常作用。本品暂未被分类于 Ⅰ～Ⅳ类抗心律失常药中。腺苷是中枢神经系统的一种抑制性神经调质，可在大脑的能量储存及能量需求之间提供信号，使之达到一种平衡。在正常情况下，细胞外腺苷浓度维持在 40~400 nmol。当缺血缺氧时，葡萄糖和糖原均加速分解产生 ATP 以应能量需求，ATP 继而降解，使细胞内腺苷水平急剧升高，并释放到细胞外发挥其调节作用。在缺氧恢复阶段，内源性腺苷作为 ATP 合成的前体，在腺苷激酶（AK）的催化下可再生成 ATP，以延长细胞的生存时间。腺苷有扩张冠状动脉血管和减低心肌收缩力的作用。临床上适用于治疗心绞痛、高血压、脑血管障碍、中风后遗症、进行性肌萎缩症等。静注用于治疗室上性心动过速及 201Tl 心肌显像
4	咖啡酸苯乙酯	104594-70-9	能抑制疱疹病毒、腺病毒、流感病毒。有抗癌活性，能抑制肿瘤细胞增生，对癌细胞有一定的毒杀作用，而且对肿瘤细胞具有特定的杀伤力。国外研究认为其参与了诱导自然细胞的死亡，同时对恶性的病变组织有细胞毒性作用，以极微量的浓度就可以改善由肿瘤因子（12-0- 十四碳酰基佛波醇 -13- 乙酸酯）引起的炎症反应
5	柠檬苦素	1180-71-8	柠檬苦素类似物具有抗肿瘤、抗病毒、镇痛、抗炎、催眠等多种生物活性

续表

序号	化合物名称	CAS	药理作用
6	柚皮苷	10236-47-2	有明显的抗炎作用,可降低血液的黏滞度,减少血栓的形成,并有镇痛、镇静及增加实验动物胆汁分泌的作用
7	川陈皮素	478-01-3	川陈皮素具有抗血细胞凝集、抗血栓形成、抗癌、抗真菌、抗炎、抗病毒、抗突变、抗过敏、抗溃疡、镇痛、降血压活性,降血胆固醇等作用
8	大豆苷	552-66-9	大豆苷具有扩张冠状动脉和脑血管,增加心、脑血流量和降低心肌耗氧量,抗动脉粥样硬化和促进血液循环等作用
9	δ-胡萝卜素	472-92-4	维持皮肤黏膜层的完整性,防止皮肤干燥、粗糙;构成视觉细胞内的感光物质;促进生长发育,有效促进健康及细胞发育,预防先天不足;促进骨骼及牙齿健康成长;维护生殖功能
10	没食子酸甲酯	99-24-1	没食子酸甲酯通过抑制 CD4+CD25+ 调节性 T 细胞的浸润表现出强大的抗肿瘤活性
11	橙皮苷	520-26-3	降低毛细血管的脆性及通透性,用于高血压病及毛细血管出血性疾患的辅助治疗,对毛细血管抵抗力降低有改善作用(增强维生素 C 的作用),具有抗炎、抗病毒及具有预防冻伤和抑制大鼠眼晶状体的醛还原酶作用
12	新橙皮苷	13241-33-3	新橙皮苷是从枳实中提取的一种天然新型营养甜味剂,其经氢化而得的新橙皮苷二氢查耳酮,甜度更是蔗糖的 1 500~2 000 倍,广泛用于果汁、果酒、饮料、糕点及药剂配方的甜味剂(矫味剂),特别适合作为糖尿病患者的食品
13	芦丁	153-18-4	具有降低毛细血管通透性和脆性的作用,保持及恢复毛细血管的正常弹性。临床用于防治脑出血、高血压、糖尿病、视网膜出血、紫癜和急性出血性肾炎。对皮肤有较好的抗辐射、抗自由基作用,对紫外线和 X 射线具有极强的吸收作用,作为天然防晒剂,添加 10% 的芦丁,紫外线的吸收率高达 98%。有很明显的清除细胞活性氧自由基的作用
14	苦杏仁苷	29883-15-6	苦杏仁苷经酶分解后形成氢氰酸,小剂量对呼吸中枢有镇静作用,故文献记载有镇咳平喘效用,有杀死伤寒杆菌及其他菌类效力。近年国内外科研证明氢氰酸还有抗癌作用
15	β-谷甾醇	64997-52-0	β-谷甾醇有降胆固醇、止咳、祛痰及抑制肿瘤和修复组织作用。用于Ⅱ型高脂血症、动脉粥样硬化症和慢性气管炎,亦用于早期子宫颈癌及皮肤溃疡等
16	刺芒柄花苷	486-62-4	具有抗肿瘤的作用

序号	化合物名称	CAS	药理作用
17	α-乳糖	5989-81-1	除供给人体能量外，其在人体胃中不被消化吸收，可直达肠道。在人体肠道内易被乳糖酶分解成葡萄糖和半乳糖，以被吸收。半乳糖是构成脑及神经组织的糖脂质的一种成分，对婴儿的智力发育十分重要，它能促进脑苷和黏多糖类的生成。能促进人体肠道内某些乳酸菌的生成，能抑制腐败菌的生长，有助于肠的蠕动作用。由于乳酸的生成有利于钙以及其他物质的吸收，能防止佝偻病的发生
18	茯苓新酸 AM	151200-92-9	增强免疫力、抗肿瘤、镇静、降血糖、松弛消化道平滑肌，抑制胃酸分泌，防止干细胞坏死，抗菌等功效
19	茯苓新酸 D	/	增强免疫力、抗肿瘤、镇静、降血糖、松弛消化道平滑肌，抑制胃酸分泌，防止干细胞坏死，抗菌等功效
20	蔗糖	5989-81-1	蔗糖可以增加机体 ATP 的合成，有利于氨基酸的活力与蛋白质的合成。由蔗糖分解成的葡萄糖作为能源物质对脑组织和肺组织都是十分重要的。糖是构成机体的重要物质，如糖蛋白是体内的激素、酶、抗体等的组成部分，糖脂是细胞膜和神经组织的成分，核糖和脱氧核糖是核酸的重要组分

八、气郁质（H型）

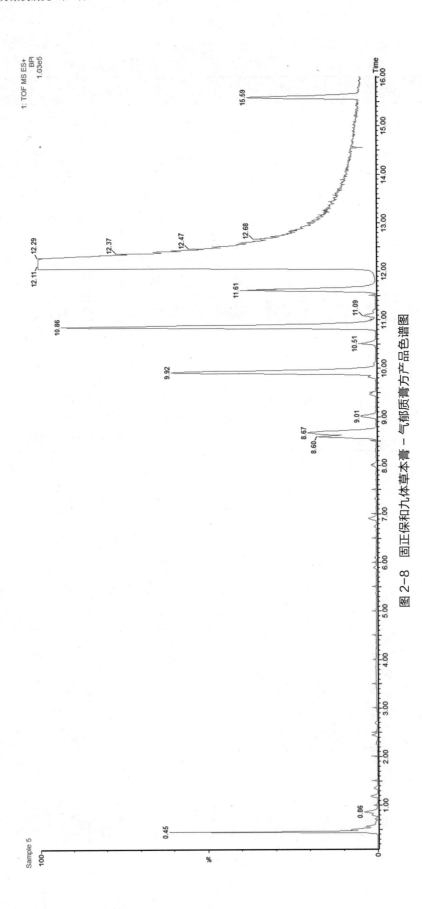

图2-8 固正保和九体草本膏－气郁质膏方产品色谱图

表2-15　固正保和九体草本膏－气郁质膏方产品化学成分

序号	化合物名称	分子式	化学结构	准分子离子峰	实测值	理论值	误差/×10⁻⁶
1	水仙苷	$C_{28}H_{32}O_{16}$		$[M+H]^+$	625.1844	625.1769	12.00
2	没食子儿茶素	$C_{15}H_{14}O_7$		$[M+H]^+$	307.0811	307.0818	−2.28
3	染料木素苷	$C_{21}H_{20}O_{10}$		$[M+NH_4]^+$	450.1372	450.1400	−6.22
4	柚皮苷	$C_{27}H_{32}O_{14}$		$[M+H]^+$	581.1899	581.1870	4.99
5	花青素	$C_{15}H_{11}O_6$		$[M+Na]^+$	310.0494	310.0453	13.22
6	异野漆树苷	$C_{27}H_{30}O_{14}$		$[M+H]^+$	579.1726	579.1714	2.07
7	柠檬苦素	$C_{26}H_{30}O_8$		$[M+NH_4]^+$	488.2183	488.2284	−20.69

序号	化合物名称	分子式	化学结构	准分子离子峰	实测值	理论值	误差/×10^{-6}
8	川陈皮素	$C_{21}H_{23}O_8$		[M+H]$^+$	403.1296	403.1393	−24.06
9	山楂苷 I	$C_{24}H_{22}O_{10}$		[M+NH$_4$]$^+$	488.1514	488.1557	−8.81
10	δ – 胡萝卜素	$C_{40}H_{56}$		[M+H]$^+$	537.4356	537.4460	−19.35
11	佛手苷内酯	$C_{12}H_8O_4$		[M+NH$_4$]$^+$	234.0705	234.0766	−26.06
12	表儿茶素	$C_{15}H_{14}O_6$		[M+NH$_4$]$^+$	308.1120	308.1134	−4.54
13	橙皮苷	$C_{28}H_{34}O_{15}$		[M+H]$^+$			
14	新橙皮苷	$C_{28}H_{34}O_{15}$		[M+H]$^+$	611.2030	611.1976	8.84
15	芦丁	$C_{28}H_{34}O_{15}$		[M+H]$^+$			

序号	化合物名称	分子式	化学结构	准分子离子峰	实测值	理论值	误差/×10^{-6}
16	β–谷甾醇	$C_{29}H_{50}O$		[M+K]$^+$	453.3125	453.3499	−82.50
17	山奈酚–3-O-芸香糖苷	$C_{27}H_{30}O_{15}$		[M+H]$^+$	595.1692	595.1663	4.87
18	茯苓新酸AM	$C_{32}H_{48}O_5$		[M+NH$_4$]$^+$	530.3794	530.3845	−9.62
19	茯苓新酸D	$C_{31}H_{46}O_6$		[M+NH$_4$]$^+$	532.3542	532.3638	−18.03
20	茯苓新酸DM	$C_{32}H_{48}O_6$		[M+H]$^+$	529.3520	529.3529	−1.70
21	蔗糖	$C_{12}H_{22}O_{11}$		[M+NH$_4$]$^+$	360.1471	360.1506	−9.72

表 2-16　固正保和九体草本膏 - 气郁质膏方成分药理作用

序号	化合物名称	CAS	药理作用
1	水仙苷	604-80-8	保护垂体后叶激素诱导的大鼠心肌缺血，增加小鼠心肌 Rb 提取率。
2	没食子儿茶素	3371-27-5	没食子儿茶素具有广泛的生物活性，如具有抗细胞增殖（抗癌）、抗氧化、抗炎、抗心血管疾病等活性；还具有防紫外线辐射、减肥、预防糖尿病、缓解帕金森病等作用。如没食子儿茶素对脂肪细胞在高浓度葡萄糖条件下吸收葡萄糖的作用，应用 3T3-L1 前脂肪细胞分化模型，测定在脂肪细胞中没食子儿茶素对葡萄糖吸收的作用和对 3T3-L1 前脂肪细胞分化的影响。结果显示没食子儿茶素可促进脂肪细胞中高浓度葡萄糖（30 mmol/L）条件下由胰岛素刺激的葡萄糖吸收，加快 3T3-L1 前脂肪细胞的分化。没食子儿茶素可增加脂肪细胞葡萄糖吸收并促进 3T3-L1 前脂肪细胞分化，提示没食子儿茶素可有效改变血糖浓度和改善胰岛素抵抗
3	染料木素苷	529-59-9	具有雌性激素及抗雌激素性质。具有抗氧化作用。可以抑制酪氨酸蛋白激酶（PTK）的活性。可以抑制拓扑异购酶 Ⅱ 的活性。具有诱发细胞程序性死亡、提高抗癌药效、抑制血管生成等作用，是一种很有潜力的癌症预防剂，其抗癌作用及机制具有广泛的应用前景
4	柚皮苷	10236-47-2	有明显的抗炎作用，可降低血液的黏滞度，减少血栓的形成，并有镇痛、镇静及增加实验动物胆汁分泌的作用
5	花青素	528-58-5	花青素具有生物活性，是一种强抗氧化剂，兼具抗炎、抗过敏、抗微生物作用、抗癌、保护视力和预防心血管疾病等多种作用
6	异野漆树苷	552-57-8	抗肿瘤，抗高血压，黄嘌呤氧化酶抑制剂，抗氧化剂
7	柠檬苦素	1180-71-8	柠檬苦素类似物具有抗肿瘤、抗病毒、镇痛、抗炎、催眠等多种生物活性
8	川陈皮素	478-01-3	川陈皮素具有抗细胞凝集、抗血栓形成、抗癌，抗真菌，抗炎、抗病毒、抗突变、抗过敏、抗溃疡、镇痛、降血压活性、降血胆固醇的作用
9	山楂苷 I	/	助消化、降压、降血脂、抗氧化
10	δ - 胡萝卜素	472-92-4	维持皮肤黏膜层的完整性，防止皮肤干燥、粗糙；构成视觉细胞内的感光物质；促进生长发育，有效促进健康及细胞发育，预防先天不足。促进骨骼及牙齿健康成长；维护生殖功能

续表

序号	化合物名称	CAS	药理作用
11	佛手苷内酯	484-20-8	抗炎、镇痛
12	表儿茶素	490-46-0	抗菌、消炎、镇咳，对心脑血管也有防治作用，同时能预防肿瘤，具有抗氧化作用
13	橙皮苷	520-26-3	降低毛细血管的脆性及通透性，用于高血压病及毛细血管出血性疾患的辅助治疗。对毛细血管抵抗力降低有改善作用（增强维生素 C 的作用），具有抗炎、抗病毒及具有预防冻伤和抑制大鼠眼晶状体的醛还原酶作用
14	新橙皮苷	13241-33-3	新橙皮苷广泛用于果汁、果酒、饮料、糕点及药剂配方的甜味剂（矫味剂），特别适合作为糖尿病患者的食品
15	芦丁	153-18-4	具有降低毛细血管通透性和脆性的作用，保持及恢复毛细血管的正常弹性。临床用于防治脑出血、高血压、糖尿病、视网膜出血、紫癜和急性出血性肾炎。对皮肤有较好的抗辐射、抗自由基作用，对紫外线和 X 射线具有极强的吸收作用，作为天然防晒剂，添加 10% 的芦丁，紫外线的吸收率高达 98%。有很明显的清除细胞活性氧自由基的作用
16	β-谷甾醇	64997-52-0	β-谷甾醇有降胆固醇、止咳、祛痰及抑制肿瘤和修复组织作用。用于 II 型高脂血症、动脉粥样硬化症和慢性气管炎，亦用于早期子宫颈癌及皮肤溃疡等
17	山奈酚-3-O-芸香糖苷	17650-84-9	降血脂，活血化瘀的作用
18	茯苓新酸 AM	151200-92-9	增强免疫力、抗肿瘤、镇静、降血糖、松弛消化道平滑肌，抑制胃酸分泌，防止干细胞坏死，抗菌
19	茯苓新酸 D	/	增强免疫力、抗肿瘤、镇静、降血糖、松弛消化道平滑肌，抑制胃酸分泌，防止干细胞坏死，抗菌
20	茯苓新酸 DM	/	增强免疫力、抗肿瘤、镇静、降血糖、松弛消化道平滑肌，抑制胃酸分泌，防止干细胞坏死，抗菌
21	蔗糖	5989-81-1	蔗糖可以增加机体 ATP 的合成，有利于氨基酸的活力与蛋白质的合成。由蔗糖分解成的葡萄糖作为能源物质对脑组织和肺组织都是十分重要的。糖是构成机体的重要物质，如糖蛋白是体内的激素、酶、抗体等的组成部分，糖脂是细胞膜和神经组织的成分，核糖和脱氧核糖是核酸的重要组分

九、特禀质（Ⅰ型）

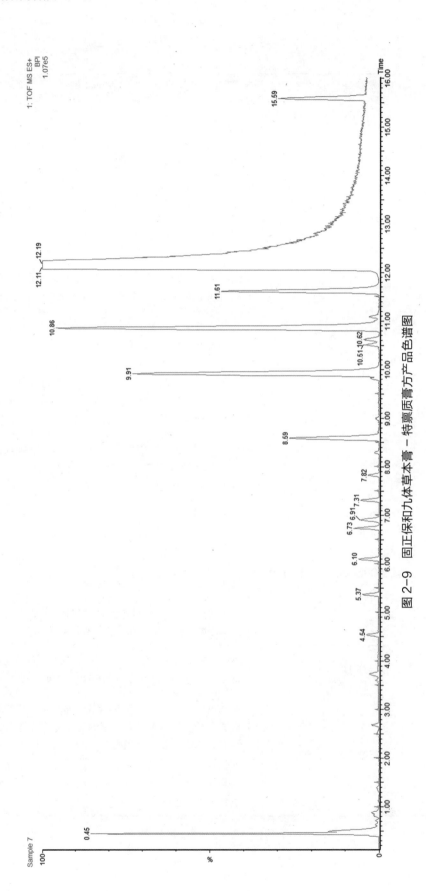

图 2-9　固正保和九体草本膏–特禀质膏方产品色谱图

表2-17 固正保和九体草本膏－特禀质膏方产品化学成分

序号	化合物名称	分子式	化学结构	准分子离子峰	实测值	理论值	误差/×10⁻⁶
1	番荔枝碱	$C_{17}H_{15}NO_2$		$[M+NH_4]^+$	283.15	283.1447	18.72
2	没食子儿茶素	$C_{15}H_{14}O_7$		$[M+Na]^+$	329.0627	329.0637	−3.04
3	佛手苷内酯	$C_{12}H_8O_4$		$[M+NH_4]^+$	234.0695	234.0766	−30.33
4	东莨菪素	$C_{10}H_8O_4$		$[M+K]^+$	231.0008	231.006	−22.51
5	维生素 K_1	$C_{31}H_{46}O_2$		$[M+NH_4]^+$	468.3797	468.3842	−9.61
6	柠檬苦素	$C_{26}H_{30}O_8$		$[M+H]^+$	471.2097	471.2019	16.55
7	葡糖醛酸	$C_{31}H_{46}O_2$		$[M+NH_4]^+$	212.0741	212.0770	−13.67
8	甘草素	$C_{15}H_{12}O_4$		$[M+NH_4]^+$	274.1126	274.1079	17.15
9	维生素 C	$C_6H_8O_6$		$[M+K]^+$	214.9874	214.9958	−39.07
10	δ－胡萝卜素	$C_{40}H_{56}$		$[M+Na]^+$	559.4189	559.4280	−16.27
11	茵芋苷	$C_{15}H_{16}O_8$		$[M+H]^+$	325.0912	325.0923	−3.38

续表

序号	化合物名称	分子式	化学结构	准分子离子峰	实测值	理论值	误差/×10⁻⁶
12	苦杏仁苷	$C_{20}H_{27}NO_{11}$		$[M+NH_4]^+$	475.1838	475.1928	−18.94
13	2-氨苤-2-脱氧-3-D-塔洛糖	$C_{15}H_{18}O_9$		$[M+H]^+$	343.1033	343.1029	1.17
14	茯苓新酸D	$C_{31}H_{46}O_6$		$[M+NH_4]^+$	532.3664	532.3638	4.88
15	茯苓新酸AM	$C_{32}H_{48}O_5$		$[M+NH_4]^+$	530.3810	530.3845	−6.60
16	茯苓新酸DM	$C_{32}H_{48}O_6$		$[M+H]^+$	529.3594	529.3529	12.28
17	柚皮素-7-O-葡萄糖苷	$C_{21}H_{22}O_{10}$		$[M+H]^+$	435.1229	435.1219	2.30
18	酪胺	$C_8H_{11}NO$		$[M+Na]^+$	160.0662	160.0738	−47.48

表 2-18　固正保和九体草本膏 – 特禀质膏方成分药理作用

序号	化合物名称	CAS	药理作用
1	番荔枝碱	1862-41-5	驱杀虫，抗菌
2	没食子儿茶素	3371-27-5	没食子儿茶素具有广泛的生物活性，如具有抗细胞增殖（抗癌）、抗氧化、抗炎、抗心血管疾病等活性；还具有防紫外线辐射、减肥、预防糖尿病、缓解帕金森病等作用。如没食子儿茶素对脂肪细胞在高浓度葡萄糖条件下吸收葡萄糖的作用，应用 3T3-L1 前脂肪细胞分化模型，测定在脂肪细胞中没食子儿茶素对葡萄糖吸收的作用和对 3T3-L1 前脂肪细胞分化的影响。结果显示没食子儿茶素可促进脂肪细胞中高浓度葡萄糖（30 mmol/L）条件下由胰岛素刺激的葡萄糖吸收，加快 3T3-L1 前脂肪细胞的分化。没食子儿茶素可增加脂肪细胞葡萄糖吸收并促进 3T3-L1 前脂肪细胞分化，提示没食子儿茶素可有效改变血糖浓度和改善胰岛素抵抗
3	佛手苷内酯	484-20-8	抗炎、镇痛
4	东莨菪素	92-61-5	东莨菪内酯能调节血压，有抑菌活性，可用于治疗支气管疾病和哮喘，能调节激素平衡，同时还能帮助减轻焦虑症和抑郁症。另外有研究报道东莨菪内脂具有镇痛、抗炎、降血压及解痉等作用，特别是抗肿瘤及防治高尿酸血症方面活性，目前引起了国内外广泛的关注
5	维生素 K_1	84-80-0	维生素 K_1 溶于线粒体膜的类脂中，起着电子转移作用，维生素 K 可增加肠道蠕动和分泌功能，缺乏维生素 K_1 时平滑肌张力及收缩减弱，它还可影响一些激素的代谢。如延缓糖皮质激素在肝中的分解，同时具有类似氢化可的松作用，长期注射维生素 K_1 可增加甲状腺的内分泌活性等
6	柠檬苦素	1180-71-8	柠檬苦素类似物具有抗肿瘤、抗病毒、镇痛、抗炎、催眠等多种生物活性
7	葡糖醛酸	6556-12-3	D-葡糖醛酸在医药和保健品等领域也有着广泛的应用，可作为中间物质合成具有防癌抗癌作用的 D-葡萄糖二酸钙、D-葡萄糖二酸 1，4-内酯和 L-抗坏血酸等，也可作为食品添加剂加入功能性饮料中
8	甘草素	578-86-9	甘草对平滑肌有解痉挛、抗氧化、抗溃疡、抗过敏、抗霉菌、防止皮肤老化、有效清除超氧离子等功能
9	维生素 C	50-81-7	维生素 C 在体内参与胶原蛋白的生成，具有中和毒素、促进抗体的生成作用，可增强机体的解毒功能。在医药上主要用于对坏血病的预防或治疗，以及用于因抗坏血酸不足而引起的龋齿、牙龈肿胀、贫血、生长发育停滞等疾病

续表

序号	化合物名称	CAS	药理作用
10	δ-胡萝卜素	472-92-4	维持皮肤黏膜层的完整性，防止皮肤干燥、粗糙；构成视觉细胞内的感光物质；促进生长发育，有效促进健康及细胞发育，预防先天不足。促进骨骼及牙齿健康成长；维护生殖功能
11	茵芋苷	93-39-0	有保肾功能，具抗炎的作用
12	苦杏仁苷	29883-15-6	苦杏仁苷经酶分解后形成氢氰酸，小剂量对呼吸中枢有镇静作用，故文献记载有镇咳平喘效用，有杀死伤寒杆菌及其他菌类效力。近年国内外科研证明氢氰酸还有抗癌作用
13	2-氨基-2-脱氧-3-D塔洛糖	24959-81-7	抗病毒、抗菌、抗癌、抗癫痫、抗衰老等作用，用于预防病毒及病原菌感染等，可防止HSV、HIV、流感病毒等病原菌引起的传染病，可治疗疱疹等，主要用于各种病毒病、免疫抑制病的预防和治疗，也可作为细菌及支原体感染的辅助治疗
14	茯苓新酸D	/	增强免疫力、抗肿瘤、镇静、降血糖、松弛消化道平滑肌，抑制胃酸分泌，防止干细胞坏死，抗菌
15	茯苓新酸AM	151200-92-9	增强免疫力、抗肿瘤、镇静、降血糖、松弛消化道平滑肌，抑制胃酸分泌，防止干细胞坏死，抗菌
16	茯苓新酸DM	/	增强免疫力、抗肿瘤、镇静、降血糖、松弛消化道平滑肌，抑制胃酸分泌，防止干细胞坏死，抗菌
17	柚皮素-7-O-葡萄糖苷	529-55-5	具有较强的抗氧化效果，长用作饮料、食品和酒类的抗氧化剂
18	酪胺	51-67-2	收缩子宫、收缩末梢神经及升高血压的生理作用

第三章

案例研究

案例 1
气虚质兼血瘀质

（胆囊切除术后、易感冒、乏力伴下肢疼痛）

姓名：岑某某　　性别：男　　年龄：83 岁　　初诊时间：2019 年 6 月

一、主诉：易感冒、乏力伴下肢疼痛数年。

二、病史资料：平素易感冒，且症状较重，每年感冒 2~3 次；走路乏力；下肢静脉曲张伴有疼痛；掉发明显；舌淡，苔白，脉弱。

三、西医诊断：胆囊切除术后；下肢静脉曲张。

四、体质辨识报告

表 3-1-1　体质辨识结论图表

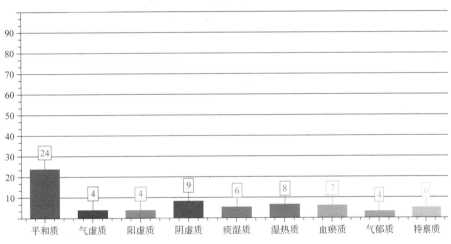

五、体质报告结论：气虚质兼血瘀质。

六、体质分析

气虚质：该患者平素易感冒，且症状较重，每年感冒 2~3 次；走路乏力；掉发明显；舌淡，苔白，脉弱。通过症状分析，考虑患者为气虚质。

血瘀质：该患者下肢静脉曲张伴有疼痛；胆囊切除术后。通过对患者症状的分析并结合诊断，考虑血瘀体质明显。

七、调体方案

早空腹：气虚质膏方。

晚睡前：血瘀质膏方。

一次1袋（18g），一日两次，3个月为一周期。

{饮食禁忌}气虚体质的人宜少食生冷性凉、油腻厚味、辛辣刺激等容易耗气破气的食物，如冷饮、冰冻食品、薄荷、香菜、胡椒、大蒜、柚子、萝卜、槟榔等。血瘀体质的人宜少食生冷、寒凉、酸涩等容易凝滞血脉的食物，如冷饮、冰冻食品、绿豆、梨子、柿子、田螺等。

{个体化调养建议}起居有常，温暖舒适；适度运动，"形劳而不倦"，太极站桩；保持乐观心态，心情愉悦。

八、复诊

该患者倾向于气虚质及血瘀质，经过4年多的体质调理，各种症状均有明显改善，近期复查可见湿热体质较前明显改善，但血瘀质数值有所上升。

表3-1-2　复查体质辨识结论图表

复诊时间：2023年10月19日

平和质	气虚质	阳虚质	阴虚质	痰湿质	湿热质	血瘀质	气郁质	特禀质
23	8	5	9	6	5	12	7	6

九、疗效反馈

自觉免疫力提升，感冒次数减少，而且感冒后好得快了；下肢静脉曲张血管变软，无明显疼痛；走路有劲，出去旅游走路感觉也很轻松；掉发改善，且长了很多黑发；自觉调理之后中气十足。

反馈视频二维码

十、体会

中医讲"气为血之帅，血为气之母"，气能生血、行血、摄血，该患者因气虚而行血能力降低，致血行障碍，造成血虚、血瘀；"不通则痛"，血液瘀阻，脉络不通，而致疼痛。长期兼顾使用气虚质膏方和血瘀质膏方有效改善、解决了患者易感冒、乏力等气虚症状以及下肢疼痛等问题，还使患者重新长出了黑发，患者对疗效颇为满意。

案例 2
气虚质兼阴虚质

（直肠癌术后、气短乏力、失眠）

姓名：陈某某　　性别：女　　年龄：71 岁　　初诊时间：2023 年 9 月

一、主诉： 失眠伴气短乏力半年余。

二、病史资料： 直肠癌术后，精神状态不佳，气短，易疲乏；汗多，动则汗出；口干喜饮；睡眠质量差，需口服安眠药入睡，夜间两三点易醒，醒后难入睡；怕冷，不敢吹空调；易受风寒，经常感冒；面部老年斑明显；大便困难，排便不畅，排便无力；舌淡，苔少，脉细。

三、西医诊断： 直肠癌术后；失眠；顽固性便秘。

四、体质辨识报告

表 3-2-1　体质辨识结论图表

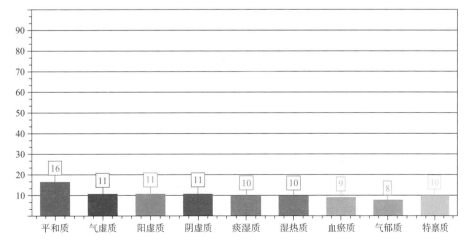

五、体质报告结论： 气虚质兼阴虚质。

六、体质分析

气虚质：患者精神状态不佳，气短，易疲乏；汗多，动则汗出；易受风寒，经常感冒；大便困难，排便不畅，排便无力；舌淡，脉细。

阴虚质：患者口干喜饮；睡眠质量差，需口服安眠药入睡，夜间2~3点易醒，醒后难入睡；苔少，脉细。

七、调体方案

早空腹：气虚质膏方。

晚睡前：阴虚质膏方。

一次1袋（18 g），一日两次，3个月为一周期。

{饮食禁忌}气虚体质的人宜少食生冷性凉、油腻厚味、辛辣刺激等容易耗气破气的食物，如冷饮、冰冻食品、薄荷、香菜、胡椒、大蒜、柚子、萝卜、槟榔等；阴虚体质的人宜少食油腻、辛辣、性味温热等易损伤人体阴液的食物，如油炸物、辣椒、花椒、韭菜等。

{个体化调养建议}起居有节，避暑，避风寒；适度运动（散步、太极拳、八段锦、五禽戏等）；保持心情愉悦，心境平和。

八、复诊

该患者初诊总体以气虚质、阴虚质的虚性体质为主；经调理，定期体质复诊，最近一次复诊时体质以平和质为主，倾向于痰湿质、血瘀质，患者气虚质、阴虚质数值较前降低，而平和质数值较前升高，整体体质向好的方向转变。

表3-2-2　复查体质辨识结论图表

复诊时间：2024年7月22日

平和质	气虚质	阳虚质	阴虚质	痰湿质	湿热质	血瘀质	气郁质	特禀质
19	7	8	7	10	8	9	7	5

九、疗效反馈

患者精神状态提升；气短、易疲乏较前好转；出汗及口干情况改善；自觉面部斑点淡化，肤色提亮；免疫力提高，感冒频率降低，现在可以开空调、吹风扇；睡眠较前改善，睡眠时间 6~7 小时；排便顺畅。

反馈视频二维码

十、体会

该患者年老体虚，脏腑功能失调，肺主气司呼吸，肺气虚，故气短、疲乏、动则汗出；肝肾阴虚，不能濡养心神，故睡眠差；阴虚则火旺，燔灼津液，故口干喜饮。根据患者的主要症状，判断患者目前整体呈现气阴两虚的状态，需以补气滋阴为主。口服气虚体质膏方和阴虚体质膏方能补气益气、滋养肝肾，有效缓解气短、乏力、动则汗出、失眠、口干等症状。体质膏方属于药食同源，需长期坚持服用，方能取得满意效果。

案例 3

阳虚质兼气虚质

（高血压、糖尿病、脑梗死、失眠、双下肢无力）

姓名：邓某某　　性别：女　　年龄：69 岁　　初诊时间：2022 年 8 月

一、主诉： 失眠伴双下肢乏力 3 月余。

二、病史资料： 精神欠佳，易疲劳乏力，气短明显，声音低弱；睡眠质量差；畏寒怕冷，手脚发凉，胃脘、腰背膝部位怕冷；面色无华，手指不明原因瘀青；食欲差，易感冒，消瘦；浑身疼痛；双下肢无力，活动后明显，表现为走路慢、爬楼无力；既往有高血压、糖尿病、脑梗死病史，故长期服用降糖药，并使用胰岛素降血糖。舌淡胖，苔白微腻，脉弱。

三、诊断： 高血压；糖尿病；脑梗死；失眠

目前用药：降糖药（具体不详）（早上 1 粒，中午 2 粒，晚上 1 粒）。

四、体质辨识报告

表3-3-1　体质辨识结论图表

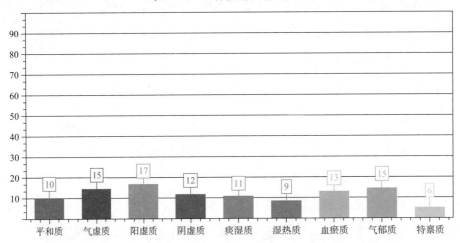

五、**体质报告结论**：阳虚质兼气虚质。

六、体质分析

阳虚质：畏寒怕冷，手脚发凉，胃脘、腰背膝部位怕冷，消瘦；舌淡胖，苔白，脉弱。

气虚质：患者精神欠佳，易疲劳乏力，气短明显，声音低弱；食欲差，易感冒；双下肢无力，活动后明显，表现为走路慢、爬楼无力；舌淡，苔白，脉弱。

七、调体方案

早空腹：气虚质膏方。

晚睡前：阳虚质膏方。

一次1袋（18g），一日两次，3个月为一周期。

{**饮食禁忌**}阳虚体质的人宜少食性味寒凉等易损伤人体阳气的食物，宜少食生食冷食，以避免增加体内的寒气；气虚体质的人宜少食生冷性凉、油腻厚味、辛辣刺激等容易耗气破气的食物。

{**个体化调养建议**}起居有常，避风寒；适度运动（散步、太极拳、八段锦等）；保持心情愉悦（下棋、听欢快的音乐等）。

八、复诊

该患者总体体质以阳虚质和气虚质为主，兼夹血瘀质、阴虚质、痰湿质，倾向于气郁质，定期复诊体质，最近一次复诊体质阳虚质、气虚质数值较前降低，平和质数值较前升高。

表 3-3-2 复查体质辨识结论图表

复诊时间：2024 年 5 月 18 日

体质	数值
平和质	16
气虚质	9
阳虚质	13
阴虚质	10
痰湿质	11
湿热质	9
血瘀质	10
气郁质	10
特禀质	7

九、疗效反馈

调理 2 个月：

血压逐步稳定；降糖药和胰岛素使用减量，血糖开始改善。

调理 1 个周期：

目前血糖控制良好；睡眠较前改善；手上皮肤瘀青现象好转。

调理 2 个周期：

疼痛减轻；降糖药再次减量，原先一日服药 3 粒，现在中午减少 1 粒，且空腹血糖稳定在 6.5 mmol/L 左右。

反馈视频二维码

调理至今：

精神状态明显提升，身体更有力；脱发减少，现白发变黑发，且发量增多；手指瘀青消失；食欲变化，食量增加，体重增加 4~4.5 kg。

十、体会

该患者以虚性体质为主，表现为气虚质和阳虚质。气虚与阳虚并存，主要表现为脾肾阳虚，无以温养脾胃及腰背膝等关节，脾胃运化无力，故食欲差、胃脘、腰背膝部位怕冷；"脾胃为气血生化之源"，脾胃虚弱，则气血化生乏源，故精神欠佳、疲劳乏力、面色无华等；对于气虚质和阳虚质，治以补气温阳为主。气虚体质膏方和阳虚体质膏方能有效改善患者气虚和阳虚所致的症状，起到健脾益气、温补肾阳的功效。目前，患者血压稳定、血糖改善显著，降糖药和胰岛素的用量减少，患者对此非常满意。体质调理是一个长期坚持的过程，需要长期服用体质膏方，方能有效缓解症状，稳定血压、血糖，改善体质，使患者体质向更好的平和质状态转变。

案例 4

阴虚质兼阳虚质兼血瘀质

（子宫息肉术后、动脉硬化、高脂血症）

姓名：邓某某　　性别：女　　年龄：102 岁　　初诊时间：2020 年 10 月

一、**主诉**：消瘦 20 余年，失眠伴怕冷数年。

二、**病史资料**：睡眠质量不佳，易醒；偶有心慌；怕冷，不能吃凉的东西；头发全白；食欲差，食量小，胃肠功能欠佳；形体消瘦，体重约 74 斤（37 kg）；舌淡胖，苔少，脉弱。

三、**西医诊断**：动脉硬化；高脂血症；脑供血不足；骨质疏松；肝、肾囊肿；子宫息肉术后 50 余年；手臂骨折 18 年余。

四、**体质辨识报告**

表 3-4-1　体质辨识结论图表

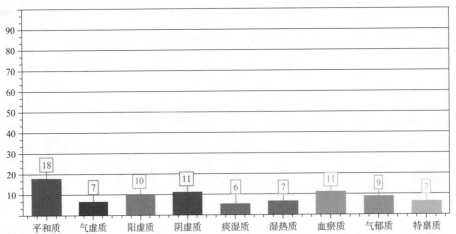

五、**体质报告结论**：阴虚质兼阳虚质兼血瘀质。

六、**体质分析**

阴虚质：睡眠质量不佳，易醒；偶有心慌；形体消瘦，体重约 74 斤（37 kg）；苔少，脉弱。

阳虚质：怕冷，不能吃凉的东西；食欲差，食量小，胃肠功能欠佳；舌淡胖，脉弱。

血瘀质：既往有动脉硬化，高脂血症，脑供血不足，肝、肾囊肿，子宫息肉术后 50 余年，手臂骨折 18 年余的病史。

七、调体方案

早空腹：阳虚质膏方。

晚睡前：阴虚质膏方。

一次 1 袋（18 g），一日两次，3 个月为一周期。

{饮食禁忌} 阴虚体质的人宜少食油腻、辛辣、性味温热等易损伤人体阴液的食物，如油炸物、辣椒、花椒、韭菜等；阳虚体质的人宜少食性味寒凉等易损伤人体阳气的食物，如苦瓜、梨、西瓜、河蚌、海螺等。宜少食生食冷食，以避免增加体内的寒气。

{个体化调养建议} 起居有常，避寒避暑；适度户外运动（散步、太极拳、五禽戏等）；保持心情愉悦（下棋、喝茶、听轻音乐等）。

八、复诊

该患者以阴虚质和阳虚质为主，倾向于血瘀质，多次定期复诊后，患者基本以平和质为主，倾向于阳虚质、阴虚质、气虚质等虚性体质。

表 3-4-2 复查体质辨识结论图表

复诊时间：2023 年 7 月 12 日

九、疗效反馈

患者精神状态、反应力较前稍改善；重新生出黑发，目前头发花白；心脏不适情况改善；免疫力比较好，很少感冒，偶有外感热病，症状也比较轻微；目前食欲明显改善，胃肠舒适；血压比较稳定；体重增加，现在 80 斤（40 kg）左右；现在 102 岁，生活基本能自理，还想跟着家人出门逛街、旅游，整体状态非常好。

反馈视频二维码

十、体会

该患者为百岁老人，整体虚弱，各脏腑功能明显衰退，患者既往基础病较多，目前希望尽可能改善身体情况，故坚持体质调理。该患者主要为阴阳两虚的体质，故需滋阴补阳，阴阳两虚日久，血行不畅，血脉不通，则易生瘀血，故可间断配合血瘀体质膏方调理。患者坚持服用阴虚及阳虚体质膏方，症状得到有效改善，且有黑发新生，取得较为满意的疗效。

案例 5

阴虚质兼痰湿质

（失眠、高血压、糖尿病、高脂血症、高尿酸血症）

姓名：段某某　　性别：女　　年龄：70 岁　　初诊时间：2021 年 4 月

一、主诉：高血压、糖尿病 20 余年，失眠 1 月余。

二、病史资料：睡眠质量不佳，眠浅，易惊醒，多梦，睡眠时长 2~3 小时；痰多；身体沉重困倦，行走无力，爬楼梯易累；口干、口苦；胆囊切除术后消化不良；血糖控制不佳，空腹血糖 8~9 mmol/L；血压控制不稳定，偶凌晨 1 点血压高，需要送医院治疗，血压最高可达（180~200）/90 mmHg；舌红，苔少微腻，脉细滑。

三、西医诊断：高血压；糖尿病；高脂血症；慢性胃炎；高尿酸血症；胆囊切除术后。

四、体质辨识报告

表 3-5-1 体质辨识结论图表

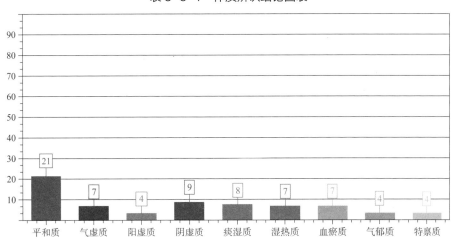

五、体质报告结论：阴虚质兼痰湿质。

六、体质分析

阴虚质：患者睡眠质量不佳，眠浅，易惊醒，多梦，睡眠时长 2~3 小时；口干；血压控制不稳定，偶有凌晨 1 点血压高，需要送医院治疗，最高血压可达（180~200）/ 90 mmHg；舌红，苔少，脉细。

痰湿质：患者痰多；身体沉重困倦，行走无力，爬楼梯易累；苔腻，脉滑。

七、调体方案

早空腹：痰湿质膏方。

晚睡前：阴虚质膏方。

一次 1 袋（18 g），一日两次，3 个月为一周期。

{饮食禁忌} 阴虚体质的人宜少食油腻、辛辣、性味温热等易损伤人体阴液的食物，如油炸物、辣椒、花椒、韭菜等；痰湿体质的人宜少食甜黏、油腻、肥甘厚味等容易助湿生痰的食物，如甜饮料、饴糖、李子、石榴、大枣、肥肉等。

{个体化调养建议} 起居有节，避暑祛湿；适度户外运动（散步、远足、太极拳、八段锦等）；保持心境平和、心情愉快。

八、复诊

该患者辨识体质最初以平和质为主，倾向于阴虚质和痰湿质，定期多次复诊体质，2022 年下半年开始患者体质以痰湿质和血瘀质为主，倾向于阴虚质，该患者体质变化较为反复。因体质辨识以问卷为主，患者可能会对某些问题出现理解上的偏差，导致最终测试结果的误差，所以必须结合四诊合参方能准确辨识。

表 3-5-2　复查体质辨识结论图表

复诊时间：2024 年 4 月 24 日

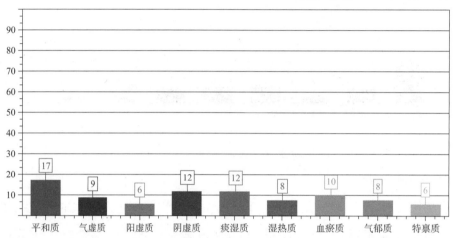

平和质	气虚质	阳虚质	阴虚质	痰湿质	湿热质	血瘀质	气郁质	特禀质
17	9	6	12	12	8	10	8	6

九、疗效反馈

调理一周：

血压较前稳定。

调理至今：

口干、口苦稍有改善；痰多较前缓解；身体沉重困倦较前缓解，现在走路有劲，上楼不易累；血压、血糖都比较稳定；脾胃功能提升，食欲好转；睡眠质量提升，有深度睡眠，目前睡眠时长 5~6 小时；总体精神状态良好，自诉朋友都说她中气十足。

反馈视频二维码

十、体会

该患者痰湿体质和阴虚体质明显，考虑为患者胆囊术后，损伤脾胃，脾主运化，运化水湿，脾气亏虚，则运化无力，日久聚湿成痰，故痰湿明显；而胃主受纳腐熟水谷，术后胃的生理功能下降，故消化不良；且患者年老体虚，脏腑功能失调，肝肾阴虚，阴液不能上荣，导致心神失养，故睡眠差等。该患者调理需要健脾利湿、滋养肝肾，一补一泻，所以使用痰湿体质膏方和阴虚体质膏方能有效缓解患者症状，改善患者体质。体质调理需要长期坚持，效果方佳。故需要长期口服体质膏方调理，定期复诊，并及时调整调体方案，才能取得更好的效果。

案例6

痰湿质兼血瘀质

（胆囊切除术后、高血压、便秘、失眠）

姓名：何某某　　性别：女　　年龄：83岁　　初诊时间：2024年5月

一、主诉：便秘2月余。

二、病史资料：大便不畅，排便不爽，粘马桶，4~5天排便1次；睡眠质量差，睡眠时间5~6小时；眼睛结膜充血，眼袋明显；面部老年斑；肢体困重乏力，表现为上楼梯易累；口苦；小便色黄；舌质暗红，舌体胖大，边有齿痕，苔白腻，脉弦滑。

三、诊断：顽固性便秘；高血压；失眠；胆囊切除术后，阑尾切除术后，双眼白内障术后；骨折病史。

四、体质辨识报告

表3-6-1　体质辨识结论图表

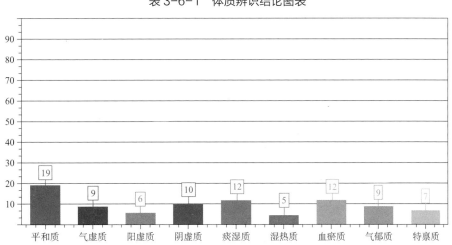

五、体质报告结论：痰湿质兼血瘀质。

六、体质分析

痰湿质：睡眠质量一般，睡眠时间 5~6 小时；肢体困重乏力，表现为上楼梯易累；大便不畅，排便不爽，粘马桶，4~5 天排便 1 次；舌体胖大，边有齿痕，苔白腻，脉滑。

血瘀质：面部老年斑；既往有高血压、阑尾切除术后、胆囊切除术后、双眼白内障术后、骨折病史等，舌质暗红，脉弦。

七、调体方案

早空腹：痰湿质膏方。

晚睡前：血瘀质膏方。

一次 1 袋（18 g），一日两次，3 个月为一周期。

{饮食禁忌} 痰湿体质的人宜少食甜黏、油腻、肥甘厚味等容易助湿生痰的食物，如甜饮料、饴糖、李子、石榴、大枣、肥肉等；血瘀体质的人宜少食生冷、寒凉、酸涩等容易凝滞血脉的食物，如冷饮、绿豆、梨、柿子、田螺等。

{个体化调养建议} 起居有节，祛寒避湿；适量户外运动（散步、远足、太极拳、八段锦、五禽戏等）；保持心情舒畅；艾灸理疗（丰隆、膈俞、血海、阴陵泉、脾俞等穴位）。

八、复诊

患者 2024 年 5 月开始体质调理，未到规定 1 个周期的复诊时间，故目前无复诊结果。

九、疗效反馈

调理 1 个月：

面部斑点淡化；眼袋较前改善；情绪有好转；口苦较前好转。

调理 2 个月：

睡眠质量改善，目前睡眠时间达 7~8 小时；眼睛结膜充血较前明显改善，眼袋较前明显变小；身体困重乏力较前好转，上楼梯有力；小便黄较前改善；大便目前基本正常，1 天 1 次，成形。

反馈视频二维码

十、体会

该患者痰湿质和血瘀质较为明显，症状中血瘀质表现较少，但既往有手术史、外伤骨折病史，日久易形成血瘀，故该患者调理上宜健脾化湿、活血化瘀，所以使用痰湿体质膏方和血瘀体质膏方，能有效缓解患者目前症状和改善患者术后病症疼痛等。长期坚持体质调理，定期复诊，及时调整调理方案，规律使用体质调理膏方，一定会取得满意效果，充分体现了中医治未病中的"未病先防，既病防变，瘥后防复"的理念。

案例 7

阳虚质兼血瘀质

（胆囊切除术后、怕冷、消瘦、荨麻疹）

姓名：胡某某　　性别：女　　年龄：69 岁　　初诊时间：2021 年 6 月

一、**主诉**：消瘦伴怕冷 7 年余。

二、**病史资料**：怕冷，手脚冰凉，易受风感冒；夏季 30℃以上，早晨仍需穿长袖衣服；精神状态不佳，易疲乏，活动后明显；气短，活动后明显；胸背部弯曲（驼背）；平素易感冒，自诉一周中有三天都在感冒；经常胃痛，食欲差，不敢吃冷的食物；消瘦，目前体重仅有 69 斤（34.5 kg）（因为老伴去世，从 100 余斤降到 90 余斤；后又做了几次手术：胆囊切除手术，2017 年胃底出血伴有胃糜烂，手术后逐渐瘦到 60 余斤）；过敏体质，受风后就要患荨麻疹、风团，从 2010 年到 2017 年没间断过过敏药（氯雷他定），最严重的时候一周要吃五天抗过敏药物，后来逐渐每个月至少吃两次过敏药；舌淡胖，苔白，舌下脉络色深，脉细弱。

三、西医诊断：慢性胃炎（胆汁反流性胃炎）；胆囊切除术后；荨麻疹。

目前用药：兰索拉唑肠溶片、氯雷他定片，常规服法。

四、体质辨识报告

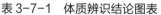

表 3-7-1　体质辨识结论图表

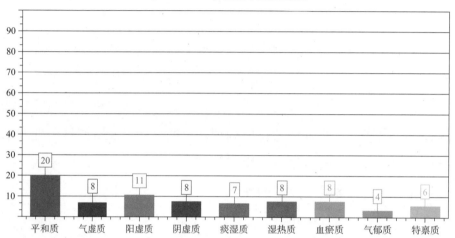

五、体质报告结论：阳虚质兼血瘀质。

六、体质分析

阳虚质：患者怕冷，手脚冰凉，易受风感冒；夏季30℃以上，早晨需穿长袖衣服；食欲差，不敢吃冷的食物；舌淡胖，苔白，舌下脉络色深，脉细弱。

血瘀质：患者经常胃痛，消瘦，目前体重仅有 69 斤（34.5 kg）（因为老伴去世，从 100 多近降到 90 余斤；后又做了几次手术：胆囊切除手术，2017 年胃底出血，手术后逐渐瘦到 60 余斤）；舌下脉络色深。

七、调体方案

早空腹：阳虚质膏方。

晚睡前：血瘀质膏方。

一次 1 袋（18 g），一日两次，3 个月为一周期。

{饮食禁忌}阳虚体质的人宜少食性味寒凉等易损伤人体阳气的食物，宜少食生冷食物，以避免增加体内的寒气；血瘀体质的人也宜少食生冷、寒凉、酸涩等容易凝滞血脉的食物。

{个体化调养建议}起居有常，注意避寒；适量户外运动（散步、爬山、远足、太极拳、五禽戏、八段锦等），同时保持心情愉悦。

八、复诊

该患者体质总体以阳虚质为主，有血瘀质倾向，定期复诊体质，多次以平和质为主，而倾向于阳虚质、阴虚质、痰湿质；最初 2 个周期复诊体质出现气郁质和特禀质，考虑与当时病情有关所致；后续复诊体质均以平和质为主，倾向于阳虚质和痰湿质较多，偶有阴虚质倾向；最近一次辨识体质，患者阳虚质较前降低。

表 3-7-2　复查体质辨识结论图表

复诊时间：2024 年 7 月 22 日

九、疗效反馈

调理 1 周：

感觉背可以挺直，气短较前好转；感冒较前明显减少；胃痛较前明显减轻，食欲较前有所缓解。

调理 1 个周期：

怕冷明显改善，自觉阳气提升；精神状态明显改善，无明显气短；面色较前红润；疲乏情况有所缓解。

调理半年后：

食欲明显好转，目前体重增加 20 多斤，现在体重 92 斤（46 kg）左右；免疫力较前提高，无明显感冒。

调理 2 年后：

基本上脱离抗过敏药物，最近两年未再过敏；目前食欲可，胃炎未再发作，已停用所有胃药。

反馈视频二维码

十、体会

该患者主要为阳虚质，根据患者症状，考虑配合血瘀质一起调理，同时患者过敏体质，可以间断调整服用特禀质膏方予以改善。患者术后消瘦，脾肾阳虚，脾阳虚，脾胃失和，故胃痛、食欲差、消瘦等；肾阳虚，肢体失于温煦，故怕冷明显；阳虚和气虚常常同时并存，故患者也有疲乏、气短等气虚症状。调理上，需要益气健脾，温阳补肾，同时配合活血化瘀，故口服阳虚质膏方和血瘀质膏方能有效缓解症状，改善体质，但需长期坚持，定期复诊，及时调整，方能取得更佳疗效。

案例 8
湿热质兼血瘀质

（高尿酸血症、慢性肠炎、关节疼痛）

姓名：胡某某　　性别：男　　年龄：68 岁　　初诊时间：2022 年 6 月

一、主诉：食欲差、易腹泻 2 年余，关节疼痛 5 年余。

二、病史资料：睡眠质量差，睡眠时间最好之时为 2~3 小时，大部分时间彻夜不眠；精神状态不佳，易疲劳乏力；面部、鼻尖油亮发光，面部褐斑；易患湿疹；口苦，口臭；腹部胀满；食欲差，食生冷后易腹泻；大便不成形；关节疼痛；舌质暗红，苔黄厚腻，舌下静脉瘀紫稍明显，脉弦数。

三、西医诊断：慢性肠炎；高尿酸血症；失眠。

四、体质辨识报告

表3-8-1 体质辨识结论图表

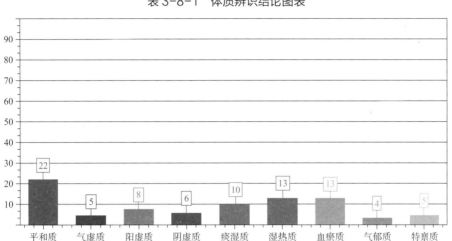

五、体质报告结论：湿热质兼血瘀质。

六、体质分析

湿热质：患者睡眠质量差，睡眠时间最好之时为2~3小时，大部分时间彻夜不眠；面部、鼻尖油亮发光；易患湿疹；口苦，口臭；腹部胀满；食欲差，食生冷后易腹泻；大便不成形；苔黄厚腻，脉数。

血瘀质：患者关节疼痛，面部褐斑；舌质暗红，苔黄厚腻，舌下静脉瘀紫稍明显，脉弦。

七、调体方案

早空腹：湿热质膏方。

晚睡前：血瘀质膏方。

一次1袋（18g），一日两次，3个月为一周期。

{饮食禁忌}湿热体质的人宜少食辛辣燥烈、大热大补、易助长人体湿热的食物，如烧烤、辣椒、生姜、大蒜、狗肉、羊肉、牛肉等温热之品，宜戒烟戒酒；血瘀体质的人宜少食生冷、寒凉、酸涩等容易凝滞血脉的食物，如冷饮、冰冻食品、绿豆、梨、柿子、田螺等。

{个体化调养建议}起居有常，注意避寒祛湿；适量户外运动（散步、远足、太极拳、八段锦、五禽戏等）；保持心境平和，心情愉悦；艾灸理疗（脾俞、膈俞、血海、曲池、足三里等穴位）。

八、复诊

该患者初次辨识体质以湿热质和血瘀质为主，倾向于痰湿质，定期复诊体质，则基本为平和质，倾向于血瘀质、痰湿质；后多次复诊则以痰湿质为主，倾向血瘀质，近期复诊仍以痰湿质为主，而倾向于湿热质、阴虚质；最近一次复诊体质仍是以痰湿质为主，倾向于湿热质、血瘀质，血瘀质和湿热质较前下降，但痰湿质较前稍升高。

表 3-8-2　复查体质辨识结论图表

复诊时间：2024 年 7 月 26 日

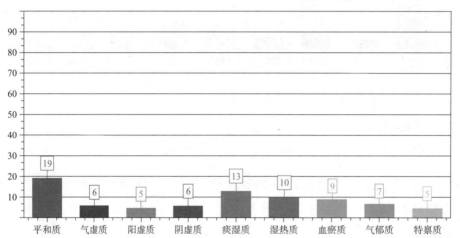

九、疗效反馈

患者精神状态较前改善，无明显精神萎靡；食欲好；大便较前改善，目前基本正常；睡眠质量明显提升，睡眠时间可长达 6~7 小时；情绪较调理之前好转。

反馈视频二维码

十、体会

中医讲"胃不和则卧不安"，该患者湿热明显，湿热蕴结脾胃，脾失健运，胃失和降，故表现为腹部胀满、大便不成形、食欲差，且睡眠质量差；血瘀则为血行不畅，血脉不通，不通则痛，故表现为关节疼痛，瘀血结于面部，日久则易生褐斑。该患者调理上需清热利湿，活血化瘀，使用湿热体质膏方和血瘀体质膏方能有效缓解患者症状，改善患者体质；从患者多次复诊体质结果可以看出患者湿热质明显改善，血瘀质较前降低。体质调理需要长期坚持，规律服用体质膏方，定期复诊体质，及时调整调体方案，才能获得更好的调体效果，这就是所谓的"长效第一"。

案例 9
阴虚质兼血瘀质

（高血压、高脂血症、失眠）

姓名：胡某某　　性别：女　　年龄：80 岁　　初诊时间：2020 年 7 月

一、主诉： 高血压 20 余年，失眠伴便秘 3 月余。

二、病史资料： 精神状态不佳、精神萎靡；睡眠质量较差，频繁转醒，醒后难以入睡；食欲差，消化不良；口干明显；大便秘结，排便费力，排便不畅，有时大便不成形；血压控制不佳，波动大；舌暗红，苔少，舌下脉络色深，脉沉弦细。

三、西医诊断： 高血压 20 余年；冠心病；脑梗死；动脉硬化；高脂血症；脂肪肝；慢性胃炎；骨质疏松；甲状腺结节；肺部结节；声带息肉术后（2019年 11 月），腰椎骨折术后（2020 年 5 月）；失眠；便秘。

四、体质辨识报告

表 3-9-1　体质辨识结论图表

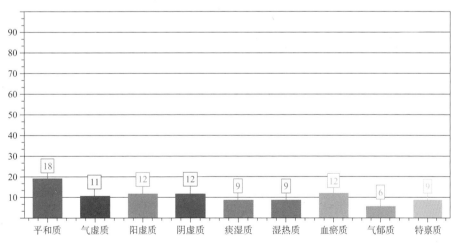

五、体质报告结论： 阴虚质兼血瘀质。

六、体质分析

阴虚质： 患者精神状态不佳、精神萎靡；睡眠质量较差，频繁转醒，醒后难以入睡；口干明显；大便秘结，排便费力，排便不畅；舌红，苔少，脉细。

血瘀质：患者有高血压、冠心病、脑梗死、动脉硬化、甲状腺结节、肺部结节，且为声带息肉术后（2019 年 11 月）、腰椎骨折术后（2020 年 5 月），舌质暗红，舌下脉络色深，脉沉弦。

七、调体方案

早空腹：血瘀质膏方。

晚睡前：阴虚质膏方。

一次 1 袋（18 g），一日两次，3 个月为一周期。

{饮食禁忌}阴虚体质的人宜少食油腻、辛辣、性味温热等易损伤人体阴液的食物，如油炸物、辣椒、花椒、韭菜等；血瘀体质的人宜少食生冷、寒凉、酸涩等容易凝滞血脉的食物，如冷饮、冰冻食品、绿豆、梨、柿子等。

{个体化调养建议}起居有常，注意避暑避寒；适量户外运动（散步、旅游、太极拳、八段锦等）；保持心境平和，心情愉悦。

八、复诊

该患者初次辨识以阴虚质和血瘀质为主，倾向于阳虚质；多次复诊体质，则以平和质为主，倾向于阴虚质、阳虚质、痰湿质等；最近一次体质复诊，平和质较初有所升高，阴虚质、血瘀质数值较前降低，倾向于阳虚质，但亦较前有所下降。

表 3-9-2　复查体质辨识结论图表

复诊时间：2021 年 8 月 18 日

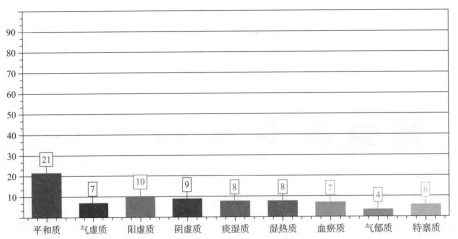

九、疗效反馈

患者目前血压稳定，睡眠较前有所改善；口干基本缓解；大便目前基本成形；自觉精神状态较同龄人为佳。

反馈视频二维码

十、体会

该患者初诊时阴虚体质和血瘀体质明显，阴虚则阴液亏虚，不能制约阳气，使阳气亢盛，从而引起血液运行不畅，甚至停滞于局部，日久形成血瘀，故该患者有肺部结节、甲状腺结节等疾病。对于阴虚血瘀体质，需滋阴清热、培补肝肾。使用阴虚体质膏方和血瘀体质膏方能有效缓解睡眠差、口干、大便秘结等症状以及肺结节、脑梗死等血瘀表现。长期坚持体质调理，使用体质膏方，配合饮食、运动、情志等调理能有效改善患者体质。

案例 10

血瘀质兼气虚质

（便秘、心动过缓、失眠）

姓名：胡某某　　性别：女　　年龄：67 岁　　初诊时间：2021 年 7 月

一、主诉：腰痛、入睡困难半年余，便秘 20 余年。

二、病史资料：睡眠质量差，入睡困难，基本需要 1~2 小时才能入睡，且睡眠浅、易惊醒；睡觉流涎，易说梦话；潮热，伴有头晕；汗多，动则汗出；面色苍白；易上火、口腔溃疡，经常咬伤所致；行走偏斜；手部指甲竖纹重；双足皮肤色黄，遂至医院检查示"肝衰"，住院治疗 1 月余，现全身无力；肩关节疼痛，屈伸不利；腰部及下肢疼痛；大便干结，排便困难，细条状，7~10 天排便 1 次；平素血压低，血压为 90/（50~60）mmHg，下蹲时头晕；心率慢，50~58 次 / 分，偶有一过性眩晕；舌质暗红，边齿痕，苔白，有瘀点，脉弦弱。

三、西医诊断：顽固性便秘；失眠；腰椎间盘突出伴坐骨神经痛；心动过缓；低血压。

四、体质辨识报告

表 3-10-1　体质辨识结论图表

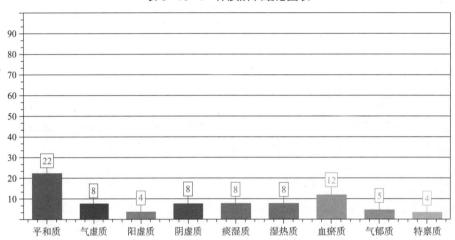

五、体质报告结论：血瘀质兼气虚质。

六、体质分析

血瘀质：患者肩关节疼痛，屈伸不利；腰部及下肢疼痛；有肩周炎、腰椎间盘突出伴坐骨神经痛病史；舌质暗红，有瘀点，脉弦。

气虚质：患者汗多，动则汗出；头晕；睡觉流涎，易说梦话；全身无力；平素血压低，血压为 90 /（50~60）mmHg，下蹲时头晕；心率慢，50~58 次 / 分，偶有一过性眩晕；苔白，脉弱。

七、调体方案

早空腹：气虚质膏方。

晚睡前：血瘀质膏方。

一次 1 袋（18 g），一日两次，3 个月为一周期。

{饮食禁忌} 气虚体质的人宜少食生冷性凉、油腻厚味、辛辣刺激等容易耗气破气的食物，如冷饮、冰冻食品、薄荷、香菜、胡椒、大蒜、柚子、萝卜、槟榔等；血瘀体质的人宜少食生冷、寒凉、酸涩等容易凝滞血脉的食物，如冷饮、冰冻食品、绿豆、梨、柿子、田螺等。

{个体化调养建议}起居有节，注意避寒；适度运动（散步、太极剑、太极拳、五禽戏、八段锦等）；保持心境平和，心情愉悦舒畅（下棋、听音乐、聊天等）。

八、复诊

该患者初次辨识主要为血瘀质，定期复诊体质则以平和质为主，倾向于血瘀质，血瘀质一直较明显；2022年开始患者复诊体质则以平和质为主，倾向于痰湿质、阴虚质为主，复诊也有血瘀质、湿热质倾向；最后一次复诊体质以痰湿质、阴虚质为主，而血瘀质通过体质膏方调理后数值较前明显下降。

表3-10-2　复查体质辨识结论图表

复诊时间：2024年7月26日

九、疗效反馈

调理2个月：

手臂屈伸不利的情况较前稍有改善；潮热、头晕较前好转；山根处横纹变浅。

坚持调理至今：

①自觉记忆力较前有所好转；睡眠质量改善，目前半小时左右就能入睡；流涎、说梦话的现象较前明显减少；易上火及口腔溃疡的情况好转；舌边齿痕较前变少，经常咬到的情况明显改善；目前行走无偏斜；指甲竖纹明显减少；汗多症状较前明显好转，面色红润。

②目前血压稳定，血压基本处于（120~130）/（70~80）mmHg，下蹲时无

头晕；心率 70 次 / 分左右。

③便秘情况明显好转，目前排便顺畅，大便成形，2~3 天 / 次；2023 年 4 月复查，双足皮肤颜色正常，目前肝脏及肝功能均未见异常。

反馈视频二维码

十、体会

该患者血瘀质明显，从患者自诉症状中体现出气虚症状明显，故调理上先行调理气虚质和血瘀质，气虚日久必致血瘀，故需要益气补血，活血化瘀；心脾气血两虚，无以濡养心神，心失所养，故睡眠差、面色苍白；气虚则卫外无力，肌表不固，故易汗出、汗多；气虚则无力行血，血行不畅，血脉不通，不通则痛，日久则生血瘀，故表现为肩关节疼痛、腰痛等。使用气虚质膏方和血瘀质膏方能有效改善患者症状。体质调理需持之以恒，有规律地服用体质膏方，定期检测体质，及时调整调体方案，才能够得到更优的调体效果。

案例 11

阴虚质兼血瘀质

（甲状腺结节、胸腺瘤、失眠、易怒）

姓名：黄某某   性别：女   年龄：60 岁   初诊时间：2022 年 4 月

一、主诉：睡眠障碍 1 年余。

二、病史资料：睡眠质量较差，入睡困难，频繁转醒，醒后难以入睡；胃肠功能差，食欲欠佳，食量小；面色偏黄；性情急躁易怒；易感冒，每年 3~4 次；大便不成形，粘马桶；舌暗红，苔少，脉弦弱。

三、西医诊断：偏头痛；甲状腺结节；胸腺瘤（2010 年）；带状疱疹。

四、体质辨识报告

表 3-11-1　体质辨识结论图表

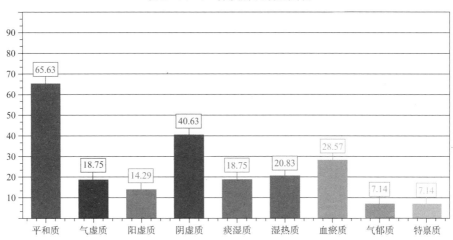

五、体质报告结论：阴虚质兼血瘀质。

六、体质分析

阴虚质：睡眠质量较差，入睡困难，频繁转醒，醒后难以入睡；性情急躁易怒；舌红，苔少，脉弱。

血瘀质：患者有偏头痛、甲状腺结节、胸腺瘤（2010 年）、带状疱疹等病史，舌暗红，脉弦。

七、调体方案

早空腹：血瘀质膏方。

晚睡前：阴虚质膏方。

一次 1 袋（18 g），一日两次，3 个月为一周期。

{饮食禁忌}血瘀体质的人宜少食生冷、寒凉、酸涩等容易凝滞血脉的食物，如冷饮、绿豆、梨、柿子、田螺等；阴虚体质的人少食油腻、辛辣、性味温热等易损伤人体阴液的食物，如油炸物、辣椒、花椒、韭菜等。

{个体化调养建议}起居有常，避暑祛湿；适量户外运动（散步、爬山、太极拳、八段锦等）；保持心情愉悦，少生气。

八、复诊

该患者以阴虚质为主，定期复诊体质则以平和质为主，而倾向于阴虚质、痰湿质，或完全平和质；最近一次复诊，患者阴虚体质反复，平和质数值较前有所上升。

表 3-11-2　复查体质辨识结论图表

复诊时间：2024 年 7 月 17 日

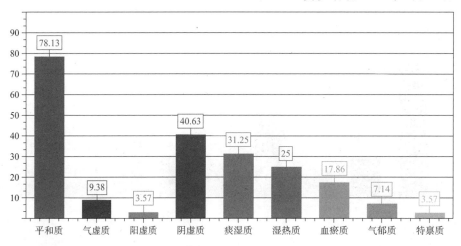

九、疗效反馈

调理 2 个月：

精神状态明显提升，走路越来越轻松；睡眠质量较前明显好转，梦少。

调理 2 个周期：

面色较前红润；胃肠功能提升，食欲好转，食量增加；长痘好得快；情绪平和，很少生气；免疫力提升，体质调理后除了新冠病毒感染一次，没有感冒症状；大便基本正常，不粘马桶；2023 年 2 月带状疱疹恢复良好；体检显示甲状腺结节变小。

反馈视频二维码

十、体会

中医认为，阴虚则生内热，阴不制阳而阳气易亢，故阴虚者关键在于补阴；五脏中肝藏血，肾藏精，同居下焦，所以以滋养肝肾为主，而阴虚质膏方具有补阴清热、滋养肝肾的功效，长期使用能有效改善患者由阴虚所致的失眠、性情急躁等症状；而血瘀则是病程日久，血行不畅，血脉不通所致，所以需以活血化瘀通络为主，血瘀体质膏方能有效改善由血瘀导致的各种结节、囊肿、肌瘤等疾病。体质调理需要持之以恒，要遵循规律服用体质膏方，定期对体质进行复查，及时调整调体方案，方能实现更好的调体效果。

案例 12

血瘀质兼阴虚质兼痰湿质

（脑供血不足、头痛、失眠）

姓名：贾某某　　性别：女　　年龄：73 岁　时间：2020 年 11 月

一、主诉：睡眠障碍，咳嗽 20 余天。

二、病史资料：睡眠质量较差，入睡困难，夜尿次数 4 次 / 晚；疲劳乏力；咳嗽，表现为一感冒就咳嗽，有痰，病情严重，需要输液和口服抗生素等治疗，病程时间长（30~40 天才能痊愈）；头痛，每隔 2~3 天头痛一次，需要口服"去痛片""头痛粉""芬必得"等止痛，初始口服一包（具体不详），现在需要口服 2~3 包头痛才能改善；大便不成形，排便困难，大便细。舌质红，舌体胖大，苔白腻，脉细滑数。

三、西医诊断：失眠；头痛；脑供血不足；脂肪肝；痛风；慢性头痛；骨质疏松，骨质增生。

目前用药：去痛片、头痛粉、芬必得等（具体不详）。

四、体质辨识报告

表 3-12-1　体质辨识结论图表

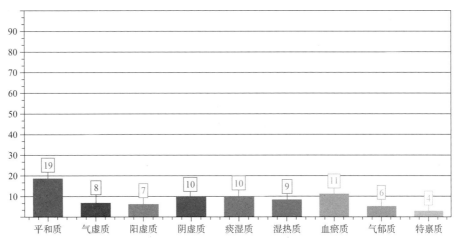

五、体质报告结论：血瘀质兼阴虚质兼痰湿质。

六、体质分析

血瘀质：患者头痛，每隔 2~3 天头痛一次，需要口服"去痛片""头痛粉""芬必得"等止痛,初始口服一包,到现在需要口服 2~3 包头痛才能改善。既往有脂肪肝、脑供血不足、骨质疏松、骨质增生、痛风病史。

阴虚质:患者睡眠质量较差,入睡困难,疲劳乏力;舌红,脉细数。

痰湿质:患者咳嗽,表现为一感冒就咳嗽,有痰;大便不成形,排便困难,大便细;舌体胖大,苔白腻,脉滑。

七、调体方案

早空腹:痰湿质膏方。

晚睡前:阴虚质膏方。

一次 1 袋(18 g),一日两次,3 个月为一周期。

{饮食禁忌}阴虚体质的人宜少食油腻、辛辣、性味温热等易损伤人体阴液的食物;痰湿体质的人宜少食甜黏、油腻、肥甘厚味等容易助湿生痰的食物;同时宜少食用生冷寒凉、酸涩等易凝滞血脉的食物。

{个体化调养建议}起居有常,注意避暑、避湿;适量户外运动(散步、太极剑、太极拳、八段锦、五禽戏等);保持心境平和,心情愉悦。

八、复诊

该患者初次辨识体质以血瘀体质为主,兼夹痰湿质、阴虚质,后定期复诊体质,多以平和质为主,而倾向于血瘀质、阴虚质、阳虚质、气虚质;最近一次体质辨识患者血瘀质、阴虚质数值较前降低,平和质数值较前升高,整体体质在向好的方向转变。

表 3-12-2　复查体质辨识结论图表

复诊时间:2024 年 7 月 10 日

九、疗效反馈

调理 3 个月：

反馈视频二维码

患者睡眠质量提升，入睡快，夜尿次数由 4 次减少为 1~2 次；精神状态提升；头痛问题改善，近 4 年没有再用头痛粉止痛；咳嗽痊愈，调理体质之后没有再咳嗽；大便情况改善，排便顺畅。

十、体会

该患者虽然血瘀质较阴虚质和痰湿质明显，但从当前主要症状考虑，以阴虚质和痰湿质对患者的困扰更大，所以初次调理体质选用口服阴虚质膏方和痰湿质膏方，同时配合定期间断服用血瘀质膏方，效果显著。此外，患者目前阴虚明显，整体呈现一个虚弱的状态，正所谓"正气存内，邪不可干"，故现改善患者虚性体质，充实患者身体正气，对改善痰湿和血瘀的症状有明显的帮助。而湿性黏滞，日久则阻塞脉络，使脉络不通，血行不畅，则会产生瘀血，从而出现身体某部位疼痛。痰湿质膏方能健脾利湿，化痰降浊，有效改善痰湿所致症状，对血瘀体质的改善有一定助益。体质调理需持之以恒，依照规律食用体质膏方，定期对体质进行复诊检查，及时调整调体方案，才能获得较好的调体效果。

案例 13
痰湿质兼气郁质

（失眠、咽部异物感、大便不成形）

姓名：康某某　　性别：女　　年龄：70 岁　　初诊时间：2024 年 5 月

一、**主诉**：寐差伴大便不成形 3 月，咽部异物感 1 年余。

二、**病史资料**：精神欠佳，偶有疲乏；咽部异物感，表现为说话多时或情绪紧张着急时明显；睡眠质量欠佳，眠浅，醒后难入睡；口干；自觉手部皮肤色黄；食欲欠佳，消化不良；大便不成形，粘马桶，1 天 1~2 次；舌质暗，苔白腻，脉弦滑。

三、西医诊断：失眠；梅核气。

四、体质辨识报告

表3-13-1　体质辨识结论图表

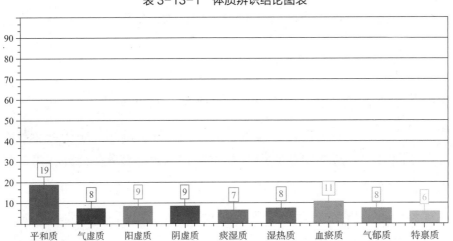

五、体质报告结论：血瘀质兼阴虚质（根据患者目前主要症状考虑为痰湿质兼气郁质）。

六、体质分析

痰湿质：患者精神欠佳，偶有疲乏；食欲欠佳，消化不良；大便不成形，粘马桶，1天1~2次；苔白腻，脉滑。

气郁质：患者咽部异物感，表现为说话多时或情绪紧张着急时明显；睡眠质量欠佳；自觉手部皮肤色黄；舌质暗，脉弦。

七、调体方案

早空腹：痰湿质膏方。

晚睡前：气郁质膏方。

一次1袋（18 g），一日两次，3个月为一周期。

{饮食禁忌}痰湿体质的人宜少食甜黏、油腻、肥甘厚味等容易助湿生痰的食物，如甜饮料、饴糖、李子、石榴、大枣、肥肉等；气郁体质的人宜少食具有收敛酸涩之性等容易加重气郁表现的食物，如石榴、杨桃、柠檬、乌梅、酸枣等。

{个体化调养建议}起居有常，注意避湿；适量户外运动（散步、旅游、太极拳、八段锦、五禽戏等）；保持心情舒畅愉悦（下棋、多听轻快的音乐、喝茶聊天等）；艾灸理疗（脾俞、肝俞、太冲、丰隆、阴陵泉等穴位）。

八、复诊

患者 2024 年 5 月开始体质调理，未到规定 1 个周期的复诊时间，故目前无复诊结果。

九、疗效反馈

调理 1 个月：

自觉睡眠深度较前改善，目前睡眠时间较前延长 1~2 小时，夜间醒后能很快入睡；手部皮肤黄色较前变浅。

调理 2 个月：

精神状态较前改善；食欲较前改善，肠胃功能提升；口干明显好转；现大便成形，无明显粘马桶。

反馈视频二维码

十、体会

该患者症状主要以痰湿质和气郁质表现明显，故优先考虑调理痰湿体质和气郁体质。脾主运化，主要运化水湿，脾胃虚弱，运化无力，水湿内停，日久聚湿成痰，故脾虚湿重，痰湿明显，湿性重浊黏滞，故精神欠佳，感疲乏，大便不爽、粘马桶等；肝主疏泄，调畅气机，而该患者痰湿明显，加之肝气郁结，痰凝气聚，故感咽部异物感，情绪紧张着急时明显。该患者调理上需健脾化痰利湿，疏肝解郁散结，故使用痰湿体质膏方和气郁体质膏方能有效缓解患者当前症状，而该患者调理时间尚短，但使用膏方后效果明显，长期坚持定会取得更加满意的效果。

案例 14

湿热质兼痰湿质

（血小板减少、反复全身湿疹）

姓名：李某某　　性别：男　　年龄：72 岁　　初诊时间：2018 年 7 月

一、主诉： 反复全身皮疹、瘙痒 20 余年。

二、病史资料： 全身湿疹反复发作，瘙痒难耐，一般每年 9 月开始发作，遇热加重；血小板减少 40 余年，经常牙龈红肿疼痛；打鼾，夜间有呼吸暂停情况；怕冷，冬季双下肢明显；腰痛频繁发作，影响行走，关节酸痛；睡眠差，入睡困难，早醒，醒后不易入睡，夜间口干；便秘，三四天排便 1 次，服用通便药无效；小便呈浓茶色。舌质红，舌体胖大有齿痕，苔黄腻。有烟酒史。

三、诊断： 血小板减少；湿疹；脑供血不足（有晕厥病史）；皮下脂肪瘤（腰部鸡蛋大小，手部豌豆大小，在北京体检认为是良性皮下肿瘤，建议手术）；颈椎骨质增生。

四、体质辨识报告

表 3-14-1　体质辨识结论图表

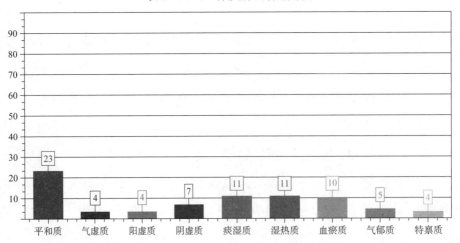

五、体质报告结论： 湿热质兼痰湿质。

六、体质分析

湿热质： 反复全身湿疹，瘙痒难耐，长期饮酒；便秘，排便困难，浓茶色尿；舌质红，苔黄腻。

痰湿质：腰部及手部皮下脂肪瘤；舌体胖大有齿痕，苔腻。

七、调体方案

早空腹：痰湿质膏方。

晚睡前：湿热质膏方。

一次1袋（18 g），一日两次，3个月为一周期。

{饮食禁忌}痰湿兼湿热体质的人宜少食甜黏、油腻、肥甘厚味及辛辣刺激、大热大补等容易助痰生湿、化热的食物。

{个体化调养建议}戒烟戒酒，起居有常，适量户外运动（散步、太极拳等），精神调摄（多听轻音乐），保持心境平和。

八、复诊

该患者定期复辨体质大体以痰湿为主，兼夹或倾向湿热、阳虚、血瘀，也会出现平和质为主。故膏方多以痰湿膏方为主，辅以其他兼夹体质膏方。

表3-14-2　复查体质辨识结论图表

复诊时间：2024年6月12日

九、疗效反馈

调理1个月后：

便秘情况显著改善，每日早上定时排便，排便顺畅，患者对调理效果满意。

调理1个周期后：

小便颜色恢复正常；夜晚口干、打鼾情况消失；睡眠改善（入睡容易，睡眠时间达到 7 小时)。

调理 3 个周期后：

湿疹发作次数明显减少；牙龈红肿疼痛再无复发。

调理 4 个周期后：

血小板恢复正常指标（ 138×10^9/L ）；冬天怕冷情况显著改善。

调理 2 年后：

发现腰部脂肪瘤开始变软、变小，3 年后鸡蛋大小的包块基本变为鹌鹑蛋大小。

调理至今：

血糖、血压、血脂一直保持正常；医生评价糖代谢良好；湿疹全部消失，初诊至今近 6 年未出现湿疹发作；大便基本正常；腹部脂肪减少，体重减少 10 斤（ 5 kg）；精神状态好转；血小板指标保持在正常范围；腰部脂肪瘤已摸不到，其他部位的脂肪瘤也基本消失；身体整体感受很好；至今腰痛未再复发。

经调理后患者体检指标变化情况：

1. 肝功能（图 3-14-1 ）

> 经体质调理，体检复查后肝功、血脂、血小板的指标已经基本恢复正常。

门诊肝功		检验时间：2018-07-12		检验人：陈	
指标名称	检查结果	单位	参考范围		提示
总胆红素 (TBIL)	11.30	umol/L	5.00~27.00		
直接胆红素 (DBIL)	2.30	umol/L	0.00~7.00		
间接胆红素 (IB1L)	9.00	umol/L	0.00~21.00		
总蛋白 (TP)	74.30	g/L	53.00~85.00		
白蛋白 (ALB)	45.50	g/L	35.00~55.00		
球蛋白 (GB)	28.80	g/L	20.00~40.00		
白球蛋白比值	1.58	比值	1.00~2.50		
✓ 谷丙转氨酶 (ALT)	103.00	U/L	0~45		↑
✓ 谷草转氨酶 (AST)	62.00	U/L	0~50		↑
碱性磷酸酶 (ALP)	104.00	U/L	34~114		
谷氨酰转肽酶 (γ-GT)	26.90	U/L	7.0~49.0		
胆碱酯酶 (CHE)	8300.00	U/L	4000~		

体检肝功		检查时间：2023-05-09	检查人：熊
检查名称	检查结果	参考值	单位
总胆红素	9.50	5.00~27.00	umol/L
直接胆红素	2.00	0.00~7.00	umol/L
间接胆红素	7.50	0.00~21.00	umol/L
谷草转氨酶	27	0~45	U/L
谷丙转氨酶	20	0~45	U/L
总蛋白	71.39	53.00~85.00	g/L
白蛋白	43.30	35.00~55.00	g/L

图 3-14-1   肝功能对比

2. 血脂 （图 3-14-2）

指标名称	检查结果	201904结果	201808结果	单位	参考范围
总胆固醇(CHOL)	4.99	5.50 ↑	4.94	mmol/L	2.6～5.2
甘油三脂(TG)	0.85	1.04	0.91	mmol/L	0～1.71
高密度脂蛋白(HDL)	1.68	1.54	1.81	mmol/L	0.83～1.96
低密度脂蛋白(LDL)	2.61	3.48 ↑	3.01	mmol/L	2.06～3.14

体检血脂(15)　检查时间：2021-07-17　检查人：王

体检血脂(13)　检查时间：2023-05-09　检查人：熊

检查名称	检查结果	参考值	单位
总胆固醇	5.06	2.60～5.20	mmol/L
甘油三酯	0.64	0.00～1.71	mmol/L
高密度脂蛋白胆固醇	2.05 ↑	0.83～1.96	mmol/L
低密度脂蛋白胆固醇	2.71	2.06～3.14	mmol/L

图 3-14-2　血脂对比

3. 血小板（图 3-14-3）

2018 年：

红细胞压积(HCT)	49.20	%	35.00～50.00	
平均红细胞体积(MCV)	102.50	fL	82.00～95.00	↑
平均红细胞血红蛋白含量(MCH)	32.50	pg	27.00～32.00	↑
平均红细胞血红蛋白浓度(MCHC)	317.00	g/L	320.00～360.00	↓
红细胞分布宽度标准差	50.60	fL	36.40～46.30	↑
红细胞分布宽度变异系数	14.10	%	11.70～14.40	
血小板计数(PLT)	74.00	10^9/L	100～300	↓
平均血小板体积(MPV)	11.50	fL	9.40～12.50	

2023 年：

红细胞压积	46.10	35.00～50.00	%
平均红细胞体积	95.90 ↑	82.00～95.00	fL
平均红细胞血红蛋白	31.90	27.00～32.00	pg
平均红细胞血红蛋白浓度	333.00	320.00～360.00	g/L
红细胞分布宽度标准差	45.20	36.40～46.30	fL
红细胞分布宽度变异系数	13.20	11.70～14.40	%
血小板数目	138.00	100～300	10^9/L
平均血小板体积	10.30	9.40～12.50	fL

反馈视频二维码

图 3-14-3　血小板对比

十、体会

中医讲究"急则治标，缓则治本"，该患者病程长，故需治其本，而体质调理的过程就是在治其本。患者长期坚持体质调理，从痰湿兼湿热体质调整到目前的以平和质为主，有痰湿质倾向，体质明显变好。正如元代朱丹溪提出的"百病皆由痰作祟"，痰是津液结聚产物，可停留在身体的各个部位，如五脏六腑、关节等。湿邪的特点为湿性黏滞，故病程迁延难愈。长期服用痰湿膏方和湿热膏方可以有效改善痰湿、湿热所致的脂肪瘤、湿疹、便秘、浓茶色尿、睡眠差等病症，并在调理过程中体重得以减轻，血小板基本正常，标本兼顾，取得了非常满意的效果。

案例 15
湿热质兼血瘀质

（肠癌术后腹泻、肝囊肿、肺气肿、心肌缺血）

姓名：李某某　　性别：男　　年龄：70 岁　　初诊时间：2018 年 12 月

一、主诉：肠癌术后腹泻 7 年余。

二、病史资料：肠癌术后腹泻严重，形体消瘦（身高 170 cm，体重 49.5 kg）；精神状态不佳、面色无华；头晕目眩；舌暗红，苔黄腻，脉弦滑。

体检发现心脏早搏；低密度脂蛋白偏高；胆红素偏高；尿酸偏高。

三、西医诊断：肠癌术后；动脉硬化，心肌缺血；脑供血不足；肝囊肿；肺气肿，慢性咽炎；慢性胃炎。

四、体质辨识报告

表 3-15-1　体质辨识结论图表

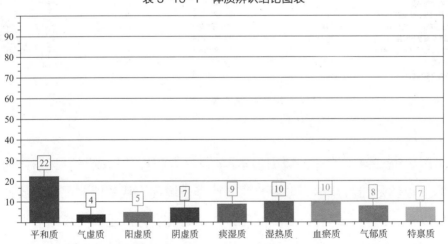

五、体质报告结论：湿热质兼血瘀质。

六、体质分析

湿热质：患者肠癌术后腹泻严重，形体消瘦（身高 170 cm，体重 49.5 kg）；头晕目眩；苔黄腻，脉滑。

血瘀质：患者肠癌术后，既往有动脉硬化、心肌缺血、脑供血不足、肝囊肿等病史，舌质暗红，脉弦。

七、调体方案

早空腹：湿热质膏方。

晚睡前：血瘀质膏方。

一次 1 袋（18 g），一日两次，3 个月为一周期。

{饮食禁忌}湿热体质的人宜少食辛辣燥烈、大热大补、易助长人体湿热的食物，如烧烤、辣椒、生姜、大蒜、狗肉、羊肉、牛肉等温热之品，宜戒烟戒酒；血瘀体质的人宜少食生冷、寒凉、酸涩等容易凝滞血脉的食物，如冷饮、冰冻食品、绿豆、梨、柿子、田螺等。

{个体化调养建议}起居有节，避暑祛湿；适量户外运动（散步、爬山、五禽戏、太极拳、八段锦等）；保持心情愉悦（远足、听轻音乐等）。

八、复诊

该患者以湿热质、血瘀质为主，定期复诊体质以平和质为主，倾向于痰湿质、阳虚质、气郁质；最近一次复诊体质，患者湿热质数值较前有所下降，血瘀质一直反复，现保持不变。

表 3-15-2 复查体质辨识结论图表

复诊时间：2024 年 4 月 18 日

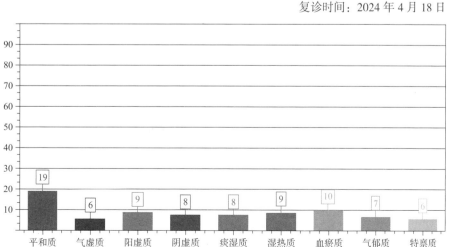

九、疗效反馈

患者精气神明显提升；体重增加，现在体重维持在 65 kg 左右；心脏早搏情况消失；肺气肿没有加重；头晕基本消失。

患者低密度脂蛋白指标降低，目前在正常范围；胆红素正常；动脉血管硬化指标比 6 年前有所降低（如图 3-15-1）。

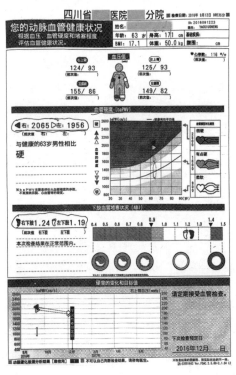

2016 年　　　　　　　　　2022 年

图 3-15-1　体检报告对比

十、体会

该患者因肠癌术后出现各种症状，中医认为这是属于患者中焦脾胃运化受损、气血亏虚、阳气受损。因脾胃气虚导致水谷腐化不全，肠道不能正常分清泌浊，水谷精微夹杂而下，因此表现为腹泻；手术损伤正气，肢体失养，患者可见消瘦、乏力、面色无华等虚弱征象。中焦脾胃受损，故需益气健脾、化湿止泻，而湿热体质膏方能健脾化湿，有效改善腹泻、面色无华等脾胃受损症状；血瘀体质膏方能活血化瘀、通络止痛，可有效改善患者术后病症。体质调理需长期坚持，方能取得满意效果。

反馈视频二维码

案例 16

阳虚质兼气郁质

（高脂血症、肺结节、动脉硬化、湿疹）

姓名：李某某　　性别：女　　年龄：60 岁　　初诊时间：2023 年 3 月

一、主诉：寐差 1 年余。

二、病史资料：睡眠质量差，入睡困难，易醒，醒后难入睡，早醒，夜尿次数多，有时 5~6 次；怕冷，手脚冰凉，胃脘、腰背膝关节怕冷；易焦虑紧张，多愁善感，喜叹息；喉间有痰，吐之不出，咽之不下；无汗明显，甚至运动后无汗出；平素皮肤易患湿疹，伴皮肤瘙痒；从 2015 年始患者肩颈部僵硬，腰部疼痛，膝关节酸痛，踝关节不适；头皮易生疮；易出现口腔溃疡；大便不规律，大便不成形，早餐过饱后上午可排便 5~6 次；体检发现血糖高、血脂高、尿酸高；舌质红，苔白，脉弦按之无力。

三、西医诊断：失眠；高脂血症；高血糖；高尿酸血症；湿疹；肺结节；动脉硬化；脂肪肝；焦虑抑郁状态。

四、体质辨识报告

表 3-16-1　体质辨识结论图表

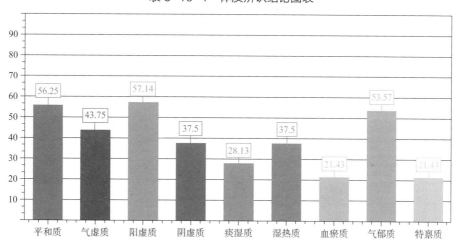

五、体质报告结论：阳虚质兼气郁质。

六、体质分析

阳虚质：怕冷，手脚冰凉，胃脘、腰背膝关节怕冷；大便不规律，大便不成形，早餐过饱后上午可能排便 5~6 次；苔白，脉按之无力。

气郁质：睡眠质量差，入睡困难，易醒，醒后难入睡，早醒，夜尿次数多，有时 5~6 次；易焦虑紧张，多愁善感，喜叹息；喉间有痰，吐之不出，咽之不下；舌质红，脉弦。

七、调体方案

早空腹：阳虚质膏方。

晚睡前：气郁质膏方。

一次 1 袋（18 g），一日两次，3 个月为一周期。

{饮食禁忌} 阳虚体质的人宜少食性味寒凉、生食冷食等易损伤人体阳气的食物，如冰镇饮料、苦瓜、梨、西瓜等；气郁体质的人宜少食具有收敛酸涩之性、容易加重气郁表现的食物，如石榴、杨桃、柠檬、乌梅、酸枣等。

{个体化调养建议} 起居有常，注意避寒；适量户外运动（散步、旅游、太极拳、八段锦等）；保持心情舒畅（下棋、喝茶、听轻快的音乐等）；艾灸理疗（肝俞、肾俞、命门等穴位）。

八、复诊

该患者初次辨识体质以阳虚质和气郁质为主，倾向于气虚质，多次复诊体质，则以阳虚质和气虚质为主，倾向于血瘀质。最近一次复诊体质，则基本为平和质，倾向于气虚质，平和质数值较前明显上升，气虚质较前降低，而阳虚质、血瘀质、气虚质均较前显著降低。

表 3-16-2   复查体质辨识结论图表

复诊时间：2024 年 4 月 13 日

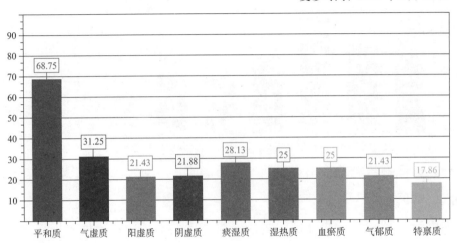

九、疗效反馈

调理 20 天后：

睡眠质量较前有所提升，现在夜尿 1~2 次；目前大便规律正常，1 天 1 次；汗出正常；肩颈及关节不适的情况有所改善。

调理 1 个月后：

湿疹较前明显好转，甚至基本消失。

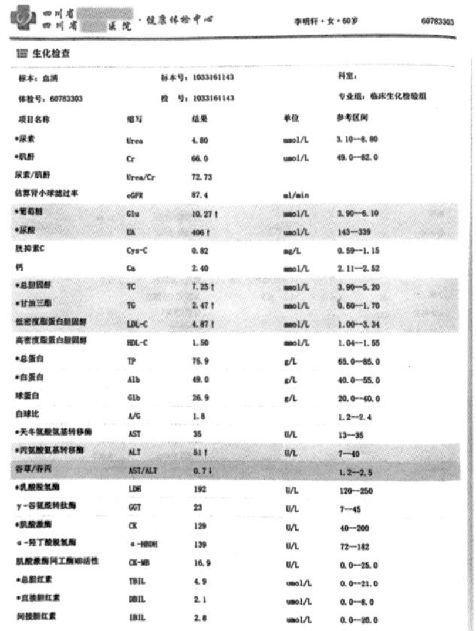

调理 5 个月后：

体检报告指标较前改善：

2023 年 3 月：血糖 10.27 mmol/L，胆固醇 7.25 mmol/L，甘油三酯 2.47 mmol/L，低密度脂蛋白 4.87 mmol/L，尿酸 406 μmol/L，左肺下叶实性结节，大小约 16 mm × 8 mm。

2023 年 8 月：血糖 6.61 mmol/L，胆固醇 3.85 mmol/L，甘油三酯 1.49 mmol/L，低密度脂蛋白 2.51 mmol/L；尿酸 395 μmol/L。

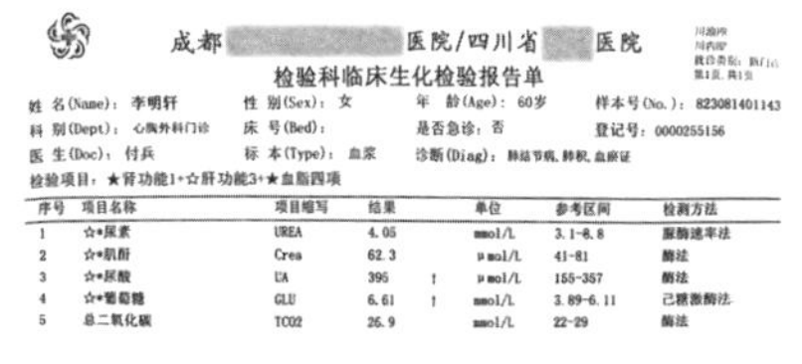

2024 年 5 月：左肺下叶实性结节，大小为 7~14 mm。

调理至今：患者肩颈部僵硬、腰部疼痛、膝关节酸痛以及踝关节不适较前有所缓解。

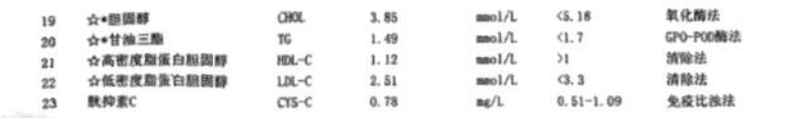

通过体质调理患者体检指标变化如图 3-16-1、图 3-16-2：

图 3-16-1　血脂、血糖、尿酸对比

2023 年 3 月 17 日体检胸部 CT　　　　　2024 年 5 月 31 日体检胸部 CT

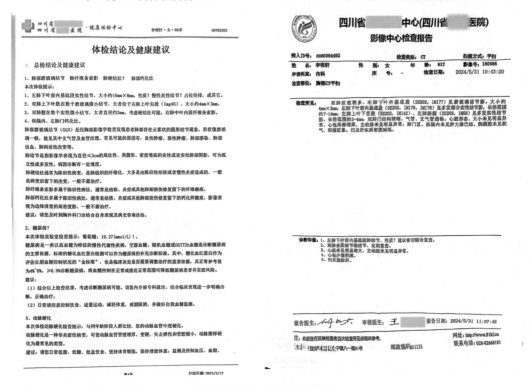

表 3-16-2　胸部 CT 对比

十、体会

该患者平素易焦虑抑郁，而情志不加节制会损伤脏腑功能，《黄帝内经》中有"怒伤肝，喜伤心，思伤脾，忧伤肺，恐伤肾"之说。情志致病首先扰乱气机，人体脏腑经络气血津液的功能活动及相互联系，均有赖气机的升降出入，正如《黄帝内经》中所说："余知百病生于气也。怒则气上，喜则气缓，悲则气消，恐则气下，惊则气乱，思则气结。"而该患者易焦虑紧张、多愁善感，符合"思则气结"的特点，而思伤脾，且肝气不舒，故大便不规律、喜叹息等；而且"心为五脏六腑之大主"，故不论何种情志所伤都会损伤心，心失所养，故睡眠差等；"恐伤肾"，肾阳损伤，阳不制阴，阳气虚则温养无力，阴寒内盛，故怕冷、手脚冰凉等；调理上需要温阳补肾，疏肝解郁，所以使用阳虚质膏方和气郁质膏方能有效缓解患者症状，使患者心情舒畅。

反馈视频二维码

案例 17

气郁质兼阴虚质

（中度焦虑症、湿疹、乏力）

姓名：李某某　　　性别：女　　　年龄：59 岁　　　初诊时间：2023 年 8 月

一、**主诉**：焦虑 5 年余。

二、**病史资料**：精神压力大，心情抑郁、焦虑，性情急躁易怒，医院就诊，诊断为"中度焦虑症"；紧张或者使劲时出现头部疼痛，表现为爆裂样疼痛；全身无力，疲劳乏力，偶失眠、易忘事，汗多；皮肤干燥，口干明显；咽部异物感；手部湿疹；大便不成形，排泄不畅、黏滞不爽、粘马桶；舌暗红，苔少，脉细弦。

三、**西医诊断**：中度焦虑症；湿疹。

四、**体质辨识报告**

表 3-17-1　体质辨识结论图表

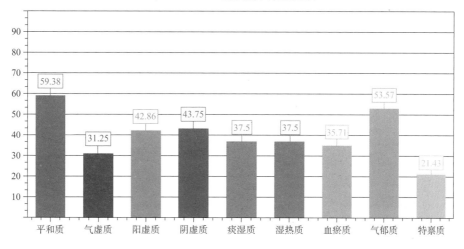

五、**体质报告结论**：气郁质兼阴虚质。

六、**体质分析**

气郁质：精神压力大，心情抑郁、焦虑，性情急躁易怒，医院就诊，诊断为"中度焦虑症"；紧张或者使劲时出现头部疼痛，表现为爆裂样疼痛；咽部异物感；舌暗红，脉弦。

阴虚质：性情急躁易怒，全身无力，疲劳乏力，偶失眠、易忘事，汗多；皮肤干燥，口干明显；苔少，脉细。

七、调体方案

早空腹：气郁质膏方。

晚睡前：阴虚质膏方。

一次1袋（18g），一日两次，3个月为一周期。

{饮食禁忌}气郁体质的人宜少食具有收敛酸涩之性等容易加重气郁表现的食物，如石榴、杨桃、柠檬、乌梅、酸枣等；阴虚体质的人宜少食油腻、辛辣、性味温热等易损伤人体阴液的食物，如油炸物、辣椒、花椒、韭菜等。

{个体化调养建议}起居有常，避免熬夜，注意避暑；保持心情舒畅愉悦，少生气；适量户外运动（到环境开阔的地方散步、旅游、爬山等）。

八、复诊

该患者初次辨识体质以气郁质、阴虚质为主，定期复诊体质，气郁质仍明显，倾向于血瘀质；但是最近一次复诊体质则以平和质为主，倾向于痰湿质，平和质数值较前上升，气郁质数值较前明显下降，总体患者偏颇体质数值均较前下降。

表3-17-2   复查体质辨识结论图表

复诊时间：2024 年 6 月 14 日

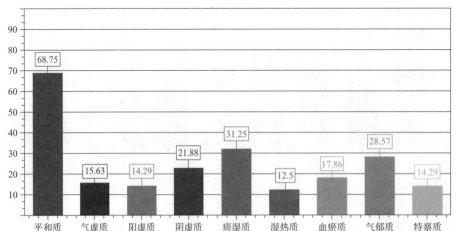

九、疗效反馈

调理至今：

患者情绪好转，自觉心情平和，也不那么容易动怒了；使劲时头痛情况消失；疲劳乏力情况好转，精神状态提升；湿疹发作频率减少；大便成形。

反馈视频二维码

十、体会

中医讲"肝主疏泄，喜舒畅而恶抑郁"，该患者长期情志抑郁，急躁易怒，《黄帝内经》中讲"怒则伤肝"，肝失疏泄，气机郁滞，气血不畅，血脉不通，不通则痛，故心情抑郁、头痛剧烈；久郁不解，失其柔顺舒畅之性，故急躁易怒；气郁则生痰，痰随气升，搏结于咽则见咽部异物感（梅核气）；而气郁质膏方能有效改善患者心情抑郁、急躁易怒等情志方面引起的头痛、咽部异物感等症状，起到疏肝解郁的作用；配合阴虚质膏方能有效缓解患者汗多、皮肤干燥等症状，滋阴清热，培补肝肾，同时阴虚质膏方亦能改善患者急躁易怒的情绪问题；长期坚持调理体质方能取得更好的效果。

案例 18
血瘀质兼痰湿质

（疝气手术后、冠心病、心动过缓）

姓名：李某某　　性别：男　　年龄：87 岁　　初诊时间：2018 年 5 月

一、**主诉**：冠心病 30 余年，心动过缓 10 余年。

二、**病史资料**：形体肥胖，口黏；面部斑点，面色无华；听力下降；曾无明显诱因突发昏厥（具体不详）；尿频，尿急，无尿痛；心动过缓，心率一直处于每分钟 50 多次；舌质暗红，舌体胖大，边有齿痕，苔白厚腻，舌下静脉瘀紫，脉弦滑。

三、**西医诊断**：冠心病；心动过缓；房性 / 室性早搏；骨质疏松；动脉硬化；颈动脉斑块；疝气手术（2020 年）。

四、体质辨识报告

表 3-18-1　体质辨识结论图表

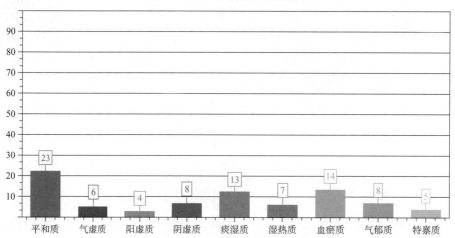

五、体质报告结论：血瘀质兼痰湿质。

六、体质分析

血瘀质：患者面部斑点，心动过缓，心率一直约 50 次 / 分；既往有冠心病、心动过缓、房性 / 室性早搏、动脉硬化、颈动脉斑块、疝气手术（2020 年）史，舌质暗红，舌下静脉瘀紫，脉弦。

痰湿质：患者形体肥胖，口黏；面色无华；听力下降；曾无明显诱因突发昏厥（具体不详）；舌体胖大，边有齿痕，苔白厚腻，脉滑。

七、调体方案

早空腹：痰湿质膏方。

晚睡前：血瘀质膏方。

一次 1 袋（18 g），一日两次，3 个月为一周期。

{饮食禁忌}痰湿体质的人宜少食甜黏、油腻、肥甘厚味等容易助湿生痰的食物，如甜饮料、饴糖、李子、石榴、大枣、肥肉等；血瘀体质的人宜少食生冷、寒凉、酸涩等凝滞血脉的食物，如冷饮、冰冻食品、绿豆、梨、柿子等。

{个体化调养建议}起居有节，注意祛湿避寒；适量户外运动（散步、远足、太极拳、八段锦等）；保持心情愉悦舒畅；艾灸理疗（脾俞、膈俞、血海、丰隆、阴陵泉等穴位）。

八、复诊

患者初期以痰湿质、血瘀质为主，定期多次复诊基本为平和质，倾向于痰湿质、血瘀质、阳虚质；2021 年 12 月起辨识体质以血瘀质为主，兼夹痰湿、湿热、气虚体质；最近一次复诊体质，该患者痰湿质、血瘀质数值较初均有下降。

表 3-18-2　复查体质辨识结论图表

复诊时间：2024 年 7 月 29 日

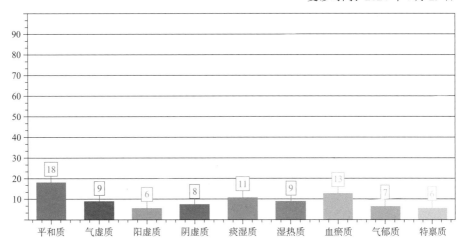

九、疗效反馈

调理 4 个周期：

心动过缓较前好转，目前心率能维持在 60~65 次 / 分；面部斑点淡化，部分斑点消失；心脏不适情况明显改善；尿频、尿急较前缓解。

调理 5 个周期：

面部老年斑稍小的消失，较大的斑点可见淡化。

坚持调理至今：

面色红润；听力有所提升；血管硬化指标控制未发展，颈动脉斑块变小；昏厥现象近两年未再发生。

反馈视频二维码

十、体会

该患者痰湿质和血瘀质明显，痰湿主要由于患者脾气虚弱，脾主运化，主要运化水湿，脾气亏虚则运化无力，水湿内停，日久聚湿成痰，痰浊上蒙头窍，头窍失养，故易昏厥；痰湿重浊凝聚腰腹，故形体肥胖等；血瘀主要由于患者老年体弱，脏腑功能减弱，中医讲"久病必瘀"，该患者病程日久，血行不畅，脉络不通，血脉瘀滞，则生瘀血，瘀血阻滞心脉，故易患冠心病、心动过缓等；痰湿和血瘀日久易相互交结，而形成痰凝血瘀之让让。该患者在调理上宜健脾化痰利湿、活血化瘀通络，使用痰湿质膏方和血瘀质膏方能有效改善患者症状，防止疾病进一步发展。

案例 19
阳虚质兼血瘀质

（乳腺结节、肝多发囊肿、子宫结节）

姓名：李某某　　性别：女　　年龄：48 岁　　初诊时间：2021 年 4 月

一、主诉：体检发现乳腺、子宫结节 3 年余。

二、病史资料：精神欠佳，疲倦乏力，嗜睡；面部色斑；畏寒怕冷；舌淡胖，苔白，脉弦而无力。

2021 年 2 月体检发现右侧乳腺有 3.0 mm×1.9 mm 结节，临床医生建议每三个月复查 1 次；肝实质内探及数个囊性结节，较大，约 1.0 cm×0.8 cm；子宫后壁有低回声结节，约 1.9 cm×1.4 cm。

三、西医诊断：乳腺结节；肝多发囊肿；子宫结节。

四、体质辨识报告

表 3-19-1　体质辨识结论图表

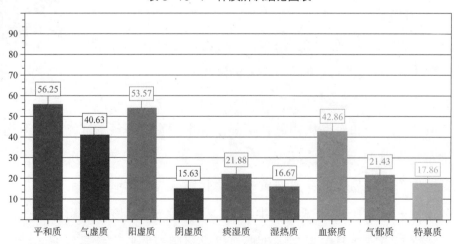

五、体质报告结论：阳虚质兼血瘀质。

六、体质分析

阳虚质：精神欠佳，疲倦乏力，嗜睡，畏寒怕冷；舌淡胖，苔白，脉无力。

血瘀质：面部色斑；体检发现乳腺结节、肝囊肿、子宫结节，脉弦。

七、调体方案

早空腹：阳虚质膏方。

晚睡前：血瘀质膏方。

一次1袋（18 g），一日两次，3个月为一周期。

{饮食禁忌} 阳虚兼血瘀体质的人宜少食性味寒凉、生冷、酸涩等易损伤人体阳气、凝滞血脉的食物。

{个体化调养建议} 起居有常，祛寒；适量户外运动（散步、旅游、太极拳、八段锦等）；保持心情愉悦。

八、复诊

该患者初次辨识体质后未定期复诊，但患者坚持服用体质膏方，最近一次复诊患者阳虚质改变不明显，但血瘀质数值较前下降。

表 3-19-2 复查体质辨识结论图表

复诊时间：2023年9月2日

九、疗效反馈

患者精神状态明显提升；嗜睡情况改善；面部斑点淡化。体检乳腺结节消失，2023年7月体检双侧乳腺未见明显占位；子宫后壁结节减小，2023年7月体检子宫后壁 1.7 cm×1.3 cm×1.6 cm 的低回声结节；肝囊肿减少，2022年8月体检肝内少许小囊肿。

经过体质调理后，患者体检结论变化情况：

1.乳腺彩超（图 3-19-1）。

2021 年右侧乳腺囊性结节（3.0 mm×1.9 mm）　　2023 年双侧乳腺未见占位

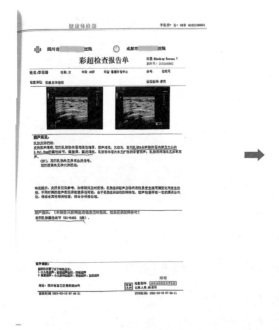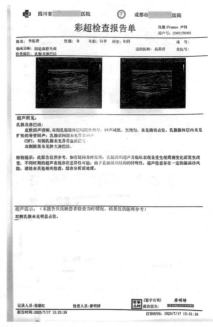

图 3-19-1　乳腺彩超对比

2.妇科彩超/腹部与盆腔 CT（图 3-19-2）。

2021 年肝实质内数个囊性结节（1.0 cm×0.8 cm），子宫后壁结节（1.9 cm×1.4 cm）　　2022 年 CT 肝内少许小囊肿，大者长径 1.3 cm；子宫底部肌瘤?　　2023 年子宫后壁结节：肌瘤?（1.7 cm×1.3 cm×1.6 cm）

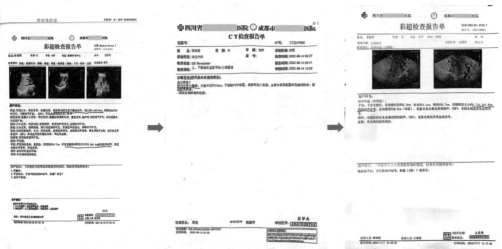

图 3-19-2　妇科、腹部彩超、CT 对比

反馈视频二维码

十、体会

该患者阳虚明显，阳虚则阴寒盛，寒主收引、主凝滞，故易产生瘀血，所以阳虚质兼血瘀质常并见。对于此类体质调理的患者需要长期坚持，口服阳虚体质膏方和血瘀体质膏方能有效改善患者怕冷、疲倦乏力、身体各种结节囊肿等病症。体质调理是一个漫长的过程，需要患者长期坚持，定期复诊体质，及时调整膏方，方能取得更好、更满意的效果。

案例 20
痰湿质兼阴虚质

（失眠、慢性胃炎）

姓名：梁某某　　性别：男　　年龄：65 岁　　初诊时间：2023 年 4 月

一、主诉：腹胀、胃部不适 3 年余，寐差 2 月余。

二、病史资料：消化不良、腹胀；大便不成形，排泄不畅、黏滞不爽，粘马桶；口干明显，口黏腻，偶有口苦、眼干；睡眠质量较差，睡眠时间 3~5 小时，入睡困难，夜间易醒，醒后难入睡；怕冷，有时疲劳乏力、面色憔悴；心率慢，44~48 次 / 分；脚肿、手麻；舌红，舌体胖大，有齿痕，苔白微腻，脉细缓。

三、西医诊断：慢性胃炎；心动过缓。

四、体质辨识报告

表 3-20-1　体质辨识结论图表

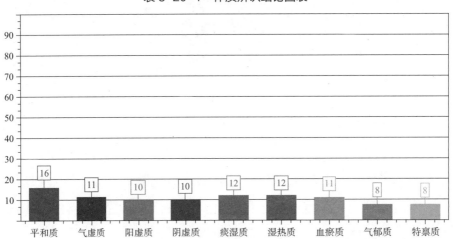

五、体质报告结论：痰湿质兼阴虚质。

六、体质分析

痰湿质：怕冷，有时疲劳乏力，面色憔悴；心率慢，44~48 次/分；口黏腻，脚肿、手麻；消化不良、腹胀；大便不成形，排泄不畅、黏滞不爽，粘马桶；舌体胖大，有齿痕，苔白微腻，脉缓。

阴虚质：口干明显，偶有眼干；睡眠质量较差，睡眠时间 3~5 小时，入睡困难，夜间易醒，醒后难入睡；舌红，脉细。

七、调体方案

早空腹：痰湿质膏方。

晚睡前：阴虚质膏方。

一次 1 袋（18 g），一日两次，3 个月为一周期。

{饮食禁忌} 痰湿体质的人宜少食甜黏、油腻、肥甘厚味等容易助湿生痰的食物，如甜饮料、饴糖、李子、石榴、大枣、肥肉等；阴虚体质的人宜少食油腻、辛辣、性味温热等易损伤人体阴液的食物，如油炸物、辣椒、花椒、韭菜等。

{个体化调养建议} 起居有常，避暑祛湿；保持心情愉快，少生气；适量户外运动（散步、太极拳、八段锦等）。

八、复诊

该患者初期以痰湿质为主，兼夹湿热质、气虚质，定期复诊倾向于阴虚质、阳虚质、血瘀质。在患者定期复诊中，患者体质在不断反复变化，以平和质为主；最近一次复诊体质则以湿热质为主，兼夹血瘀质，倾向于阴虚质；平和质数值较前上升，痰湿质、湿热质数值较前降低，但湿热质仍明显。

表 3-20-2 复查体质辨识结论图表

复诊时间：2024 年 3 月 22 日

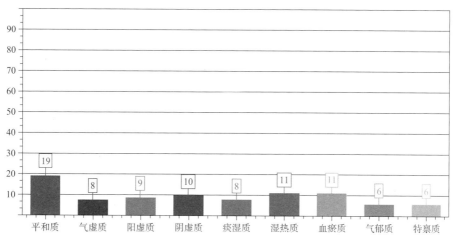

九、疗效反馈

患者精神面貌提升，怕冷情况改善；口干缓解；心率较前好转，现 50~60 次 / 分；肠胃功能提升，大便更顺畅；脚肿现象好转，手麻次数减少。

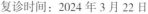

反馈视频二维码

十、体会

该患者痰湿及湿热体质明显，但根据患者当前症状则以痰湿和阴虚为主，其中亦见阳虚表现，故体质调理方案以痰湿质和阴虚质为先，以改善当前病情为主。该患者从 2023 年 4 月口服膏方调理至今，身体情况较前有所改善；但湿邪治病特点为湿性黏滞，病程缠绵难愈，而阴虚则生内热，夹湿易生湿热；根据不同时节，体质可能会发生相应变化，所以需定期复诊，及时调整调体方案，长期坚持才能取得更好效果。

案例 21
血瘀质兼阳虚质

（脑供血不足、高尿酸血症、腹泻）

姓名：刘某某　　性别：女　　年龄：68 岁　　初诊时间：2022 年 6 月

一、主诉：怕冷伴腹泻 1 月余。

二、病史资料：畏寒怕冷，易受凉感冒，需口服感冒药治疗；头昏沉，疲倦乏力；情绪焦虑，烦躁易怒；心律不齐，心慌；胃肠不适，反复腹泻，口服"藿香正气液"可缓解，食牛奶、不易消化的食物等均易腹泻；关节疼痛；面部褐色斑块；舌淡胖，苔白，有瘀点，脉弦弱。

三、西医诊断：脑供血不足；骨质疏松，骨质增生；高尿酸血症。

四、体质辨识报告

表 3-21-1　体质辨识结论图表

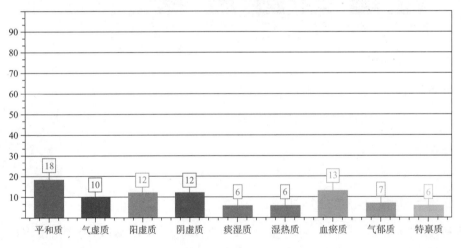

五、体质报告结论：血瘀质兼阳虚质。

六、体质分析

血瘀质：患者关节疼痛，面部褐色斑块；既往有脑供血不足、骨质增生病史，舌体有瘀点，脉弦。

阳虚质：患者畏寒怕冷，易受凉感冒，需口服感冒药治疗；头昏沉，疲倦乏力；胃肠不适，反复腹泻，口服"藿香正气液"可缓解，食牛奶、不易消化的食物等均易腹泻；舌淡胖，苔白，脉弱。

七、调体方案

早空腹：阳虚质膏方。

晚睡前：血瘀质膏方。

一次 1 袋（18 g），一日两次，3 个月为一周期。

{饮食禁忌}血瘀体质的人宜少食生冷、寒凉、酸涩等容易凝滞血脉的食物，如冷饮、冰冻食品、绿豆、梨、柿子、田螺等；阳虚体质的人宜少食性味寒凉、生食冷食等易伤人体阳气的食物，如苦瓜、梨、西瓜、河蚌等。

{个体化调养建议}起居有常，注意避寒；适当户外运动（散步、远足、八段锦、太极拳等）；保持心情愉悦舒畅；艾灸理疗（膈俞、血海、肾俞、命门、关元等穴位）。

八、复诊

该患者以阴虚质和阳虚质为主，初次辨识体质血瘀质明显，后续复诊体质，则倾向于气郁质；2023 年开始患者复诊体质以气虚和阳虚质为主，倾向阴虚质、痰湿质、血瘀质；最近一次体质复诊则以痰湿质为主，倾向于气虚质、阳虚质，且阴虚质和阳虚质以及血瘀质数值较最初均有明显下降。从患者多次体质复诊来看，患者整体以虚性体质为主。

表 3-21-2　复查体质辨识结论图表

复诊时间：2024 年 7 月 26 日

九、疗效反馈

患者精神状态较前明显改善，喜运动；调理后心情舒畅；免疫力提高，感冒次数减少；目前窦性心律，无心慌；大便较前明显改善，目前基本正常。

反馈视频二维码

十、体会

该患者阳虚质和血瘀质明显，阳虚质一般会表现出气虚质的临床表现，阳虚主要为脾肾阳虚，阳虚则无以温养脾胃，故易腹泻，不能温养四肢肌肉，肌表不固，故畏寒怕冷，易受凉感冒等；血瘀主要为血行不畅，脉络不通，血脉凝滞，不通则痛，故可表现为关节疼痛；瘀血结于面部，则易生面部褐色斑块等。调理上除了温肾补阳、活血化瘀，可兼顾补脾益气，使用阳虚质膏方和血瘀质膏方能有效改善患者症状，改善患者体质。体质调理是一场"持久战"，定期复诊体质，及时调整调体方案，才能有更优的调体效果。

案例 22

阴虚质兼阳虚质兼血瘀质

（肺结节、甲状腺结节、梅尼埃病）

姓名：刘某某　　性别：女　　年龄：66 岁　　初诊时间：2023 年 11 月

一、主诉：发现肺结节 1 年余，寐差伴便秘半年。

二、病史资料：患者肺部曾有两个磨玻璃结节（大小不详），医院建议手术治疗，患者拒绝手术，坚持吃药，遂口服"抗生素"3 月余，服药后出现睡眠障碍、大便干燥。3 个月后复查肺部结节缩小 1 cm，又找中医专家治疗，口服中药治疗，自觉效果欠佳。严重怕冷，甚至前胸后背冷痛，夜间冷得睡不着，睡眠差，易做噩梦；头晕；特别容易感冒；反复口腔溃疡，每周 1 次，吞口水疼痛，鼻干口干；精神差，四肢无力明显；大便干燥难解，1~2 天排便 1 次，需要灌肠辅助排便。舌暗红，舌体偏胖，苔少，有瘀点，舌下脉络色深，脉弦涩而弱。

三、西医诊断：肺结节；甲状腺结节；梅尼埃病；高血压；肝囊肿；过敏性鼻炎。

四、体质辨识报告

表 3-22-1 体质辨识结论图表

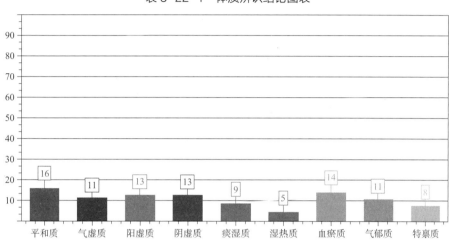

五、体质报告结论：阴虚质兼阳虚质兼血瘀质。

六、体质分析

阴虚质：睡眠差，易做噩梦；头晕；特别容易感冒；反复口腔溃疡，每周1次，吞口水疼痛，鼻干口干；大便干燥难解，1~2天排便1次，需要灌肠辅助排便。舌暗红，苔少，脉弱。

阳虚质：严重怕冷，甚至前胸后背冷痛，夜间冷得睡不着，舌体偏胖，脉弱。

血瘀质：患者有肺结节、甲状腺结节、肝囊肿，舌暗红，有瘀点，舌下脉络色深，脉弦涩。

七、调体方案

早空腹：血瘀质膏方。

晚睡前：阴虚质膏方。

一次1袋（18 g），一日两次，3个月为一周期。

{饮食禁忌}阴虚体质的人宜少食油腻、辛辣、性味温热等易损伤人体阴液的食物；阳虚体质的人宜少食性味寒凉等易损伤人体阳气的食物，且应少食生食冷食，以避免增加体内的寒气；血瘀体质的人宜少食生冷、寒凉、酸涩等容易凝滞血脉的食物。

{个体化调养建议}起居有常，祛寒避暑；适量户外运动（散步、远足、太极拳、八段锦等）；保持心情愉悦；艾灸疗法（灸命门、阴陵泉、足三里、血海等）

八、复诊

该患者定期复诊体质，总体以阴虚体质为主，兼阳虚质、血瘀质，偶倾向于气虚体质；大多数以平和质为主，倾向于有阴虚、阳虚、血瘀等偏颇体质。最近一次体质辨识阴虚体质仍明显，但阳虚、血瘀体质数值较前降低。

表 3-22-2　复查体质辨识结论图表

复诊时间：2024 年 5 月 10 日

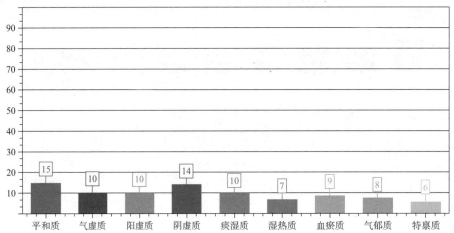

九、疗效反馈

患者于 2023 年 11 月开始体质调理，调理过程中出现症状反复，睡眠质量差、大便干结、口唇溃疡 20 余天，口唇溃疡严重影响进食，但患者咨询医生后继续坚持体质调理。目前精神状态好，无明显冷痛、头晕；双下肢有力，活动后无乏力感；免疫力提升，感冒少，且持续时间短；睡眠质量提升，入睡快，偶尔做噩梦；口腔溃疡减轻，吞口水疼痛较前好转，鼻干口干现象有所改

反馈视频二维码

善；大便情况改善，现在大便有规律，每天按时大便；总体感觉特别轻松，生活质量明显提升。

十、体会

该患者阴阳两虚，症状较重，正如《黄帝内经·素问·生气通天论》所言："凡阴阳之要，阳密乃固，两者不和，若春无秋，若冬无夏，因而和之，是谓圣度。故阳强不能密，阴气乃绝；阴平阳秘，精神乃治；阴阳离决，精气乃绝"，阴阳平和协调的重要性可见一斑。故阴阳两虚的患者要重视调补阴阳。且患者在阴阳两虚的基础上兼夹血瘀体质，故体质调理需要较长时间，但患者近半年多的时间经过体质调理，症状得到明显改善。说明患者长期口服阴虚体质膏方和血瘀体质膏方，定期复诊时兼顾阳虚体质膏方服用，能使身体各种疼痛、失眠、便秘等诸多症状得到有效改善，并且肺部结节较前缩小，如果想要达到肺结节消失的肺部健康状态，仍需坚持体质调理。

案例 23

痰湿质兼气虚质

（帕金森病、高脂血症、脂肪瘤）

姓名：刘某某　　性别：女　　年龄：73 岁　初诊时间：2020 年 6 月 8 日

一、**主诉**：手抖、头明显摆动 20 余年。

二、**病史资料**：手抖、头明显摆动；疲劳乏力，下肢水肿无力；记忆力下降；睡眠质量差，频繁转醒，偶有入睡困难；胃肠功能差，不能吃生冷食物；大便排不尽感；偶有肢体麻木；前额处有包块，下肢皮下脂肪瘤 30 余年；舌淡，舌体胖大，边有齿痕，苔白腻，脉滑无力。

三、**西医诊断**：帕金森病；高脂血症；咽喉息肉（2000 年手术）；乳腺良性包块（1998 年手术）；脂肪瘤。

目前用药：多巴丝肼片（早中晚各 1/2 片），吡贝地尔缓释片（早中晚各 1 片）。

四、体质辨识报告

表 3-23-1　体质辨识结论图表

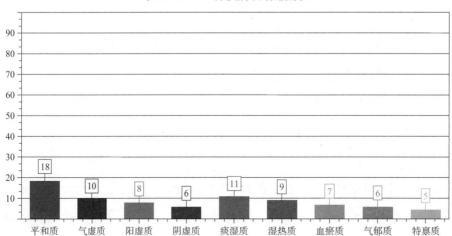

五、体质报告结论：痰湿质兼气虚质。

六、体质分析

痰湿质：手抖、头明显摆动；前额处有包块；睡眠差，大便排不尽感；腿上脂肪瘤；舌体胖大，边有齿痕，苔白腻，脉滑。

气虚质：疲劳乏力，下肢水肿无力，胃肠功能差；舌淡，脉无力。

七、调体方案

早空腹：痰湿质膏方。

晚睡前：气虚质膏方。

一次各 1 袋 (18 g)，一日两次，3 个月为一周期。

{饮食禁忌} 痰湿体质的人宜少食甜黏、油腻、肥甘厚味等容易助痰生湿的食物；气虚体质饮食上不宜过于滋腻、猛补，避免辛辣刺激的食物。

{个体化调养建议} 起居有常，适度户外运动（不做大负荷运动），太极站桩，精神调摄（保持平和心态，不宜过思过悲）。

八、复诊

该患者定期复诊体质，大体以痰湿质为主，兼夹气虚、气郁、血瘀、阳虚质。有时也以平和质为主，倾向于以上体质。膏方也对应做调整。最近一次复诊提示患者痰湿、气虚质数值较前略高，但较平稳。

表 3-23-2　复查体质辨识结论图表

复诊时间：2024 年 3 月 25 日

九、疗效反馈

调理 1 月余：

自觉精神状态较前好转；肠胃功能提升，可食冷饮；行走时下肢有力。

调理 3 个月：

前额处包块和腿部脂肪瘤变小；睡眠质量改善。

调理 2 个周期：

睡眠早醒情况消失；帕金森病手抖的现象明显好转，以前签自己的名字都不行，现在能正常签名了。

坚持调理至今：

自诉：以前笑的时候右嘴角是斜的，现改善；一直在服药治疗帕金森病，以前早中晚吃药，现在只用早晚吃药，头摆明显好转；前额及腿部两处脂肪瘤基本消失。

经过体质调理后，患者血脂指标及前额包块变化情况如下：

2022 年至 2023 年，患者未规律口服体质膏方，故血脂指标较前有所上升，控制不佳；2023 年至 2024 年体检期间患者规律进行体质辨识，口服体质膏方，故可见血脂指标较前降低，而其中甘油三酯、总胆固醇降至正常（图 3-23-1）。

患者前额包块较前明显减小（图 3-23-2）。

2022 年体检血脂指标：

血脂（4项）

行号	项目名称	体检结果		参考值	单位
1	HR/☆//总胆固醇	6.83	↑	2.8-5.72	mmol/L
2	☆//高密度脂蛋白胆固醇	1.63	↑	1.29-1.55	mmol/L
3	☆//低密度脂蛋白胆固醇	4.64	↑	2.7-3.1	mmol/L
4	HR/☆//甘油三酯	2.26	↑	0.29-1.70	mmol/L

注：　↓－结果偏低　↑－结果偏高　　审核时间：2022/5/5 13:48:07　检验者：林■　审核者：马■

血糖

2023 年体检血脂指标：

血脂（4项）

行号	项目名称	体检结果		参考值	单位
1	HR/☆//甘油三酯	1.90	↑	0.29-1.70	mmol/L
2	HR/☆//总胆固醇	7.30	↑	2.8-5.72	mmol/L
3	☆//高密度脂蛋白胆固醇	1.69	↑	1.29-1.55	mmol/L
4	☆//低密度脂蛋白胆固醇	4.83	↑	2.7-3.1	mmol/L

注：　↓－结果偏低　↑－结果偏高　　审核时间：2023-05-08 09:41:35　检验者：林■　审核者：林■

2024 年体检血脂指标：

血脂（4项）

行号	项目名称	体检结果		参考值	单位
1	★/☆//甘油三酯	1.16		0.29-1.70	mmol/L
2	★/☆//总胆固醇	4.29		2.80-5.72	mmol/L
3	★/☆//高密度脂蛋白胆固醇	1.69	↑	1.29-1.55	mmol/L
4	★/☆//低密度脂蛋白胆固醇	2.17	↓	2.70-3.10	mmol/L

注：　↓－结果偏低　↑－结果偏高　　审核时间：2024/5/20 9:41:40　检验者：刘■　审核者：谢■

图 3-23-1　血脂对比

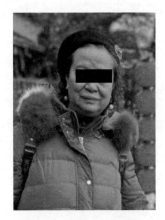
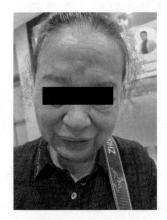

反馈视频二维码

2022 年前额包块情况　　　　现在前额包块情况

图 3-23-2　前额包块对比

十、体会

中医讲"脾胃为先天之本""脾胃为气血生化之源"，脾主运化，运化水湿。患者长期服用气虚及痰湿膏方的主要功效为健脾益气、化痰利湿，能有效改善脾胃功能，故其疲劳乏力、下肢无力、胃肠功能差、前额包块、脂肪瘤以及帕金森病的症状都有了明显改善；最近一次体质复诊偏颇体质较前略高，但较为平稳，考虑为患者痰湿所致疾病缠绵难愈，符合湿邪治病的特点"湿性黏滞"，而通过膏方的调理患者整体身体情况明显改善，取得了良好的效果。

案例 24
阳虚质兼血瘀质

（高脂血症、脑供血不足、大便不成形、怕冷）

姓名：龙某某　　性别：女　　年龄：74 岁　　初诊时间：2023 年 11 月

一、主诉：高脂血症 2 年余，怕冷、大便不成形 3 月余。

二、病史资料：精神状态差，免疫力差，易感冒；头痛，肤色偏暗；咳嗽，痰多；怕冷，胃脘部畏寒，喜温水，不敢吃冷的食物或水果；睡眠质量差，入睡困难，频繁转醒；大便不成形，大便黏滞不爽，粘马桶；血脂高，未规律服药，偶有服用降脂药；舌淡，苔白腻，脉滑无力。

高密度脂蛋白、低密度脂蛋白、血清总胆固醇偏高，口服降脂药效果不佳；2022 年 8 月体检示高密度脂蛋白 2.31 mmol/L，低密度脂蛋白胆固醇 3.6 mmol/L，血清总胆固醇是 6.75 mmol/L。

三、诊断：高脂血症；脑供血不足；慢性肠炎。

四、体质辨识报告

表 3-24-1　体质辨识结论图表

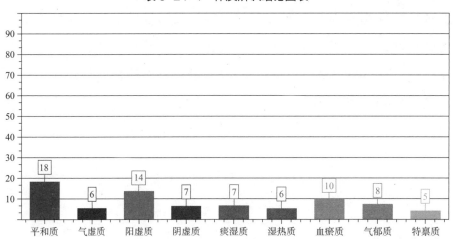

五、**体质报告结论**：阳虚质兼血瘀质。

六、**体质分析**

阳虚质：患者怕冷，胃脘部畏寒，喜温水，不敢吃冷的食物或水果；舌淡，脉无力。

血瘀质：患者头痛，肤色偏暗；高密度脂蛋白、低密度脂蛋白、血清总胆固醇一直偏高，口服降脂药效果不佳。

根据患者目前症状提示，考虑优先调理以下体质，改善患者当下症状：

气虚质：患者精神状态差，免疫力差，易感冒；舌淡，苔白，脉无力。

痰湿质：患者咳嗽，痰多；大便不成形，大便黏滞不爽，粘马桶；苔腻，脉滑。

七、调体方案

早空腹：气虚质膏方。

晚睡前：痰湿质膏方。

一次 1 袋（18 g），一日两次，3 个月为一周期。

{饮食禁忌}气虚体质的人宜少食生冷性凉、油腻厚味、辛辣刺激等容易耗气破气的食物；痰湿体质的人宜少食甜黏、油腻、肥甘厚味等容易助湿生痰的食物；同时忌食用生冷寒凉、酸涩等易损伤人体阳气、凝滞血脉的食物。

{个体化调养建议}起居有常，祛寒避湿；适度运动（散步、太极拳、八段锦等）；保持心情愉快。

八、复诊

该患者总体以阳虚体质为主，多次复诊体质均以阳虚质为主，倾向于血瘀质、痰湿质，偶有阴虚质、特禀质倾向。但根据患者当前症状考虑调理气虚及痰湿体质，后开展阳虚质等体质调理；最近一次复诊体质患者仍以阳虚质为主，兼夹湿热体质，但阳虚体质数值较前降低。

表 3-24-2　复查体质辨识结论图表

复诊时间：2024 年 6 月 29 日

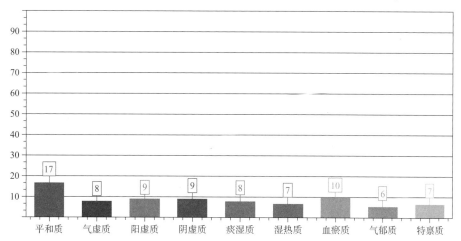

九、疗效反馈

调理至今：

患者精神状态较前改善；肤色改善，面色较前更加红润；睡眠深度提升，入睡困难缓解，睡眠时间为 6~7 小时，频繁转醒的现象减少，由 2~3 次减少至偶尔 1 次；感冒后恢复快；病毒感染后恢复快；头痛程度减轻；痰多减少；怕冷，胃脘部畏寒较前好转，目前可进食少量水果和冰激凌。目前大便成形，不粘马桶，1 天 1 次。

困扰患者多年的高血脂，于 2023 年 4 月体检发现指标下降（图 3-24-1）：高密度脂蛋白 2.16 mmol/L，虽偏高，但较前降低；低密度脂蛋白胆固醇 2.95 mmol/L，已经正常；血清总胆固醇 5.24 mmol/L，甘油三酯等均已达到正常值。

反馈视频二维码

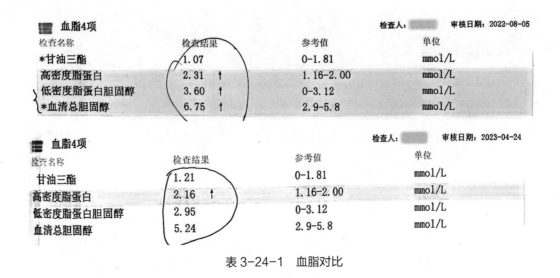

表 3-24-1　血脂对比

十、体会

该患者气虚质、阳虚质、痰湿质症状明显，考虑患者初诊情况，优先调理气虚及痰湿体质。脾主运化，主要运化体内水湿，且为"生痰之源"，脾气虚弱，则运化无力，水湿凝聚，故生痰湿，故需益气健脾除湿，而痰湿体质膏方健脾利湿、化痰降浊，能有效改善患者大便不成形的症状和舌象；"脾为气血生化之源"，同时气虚体质膏方亦能补脾益气，改善由肺、脾、肾气不足所致的症状。同时使用气虚体质膏方和痰湿体质膏方能有效改善患者目前病症；患者气虚得到改善对后续调理阳虚质、血瘀质有很大助益。体质膏方需要长期坚持服用、定期调整方能效果更佳。

案例 25

痰湿质兼血瘀质

（高血压、脂肪肝）

姓名：罗某某　　性别：男　　年龄：77 岁　　初诊时间：2020 年 7 月

一、主诉：疲劳乏力，走路不稳，高血压数年。

二、病史资料：血压控制不佳，血压最高可达（180~200）/（90~100）mmHg；

睡眠质量不佳，睡眠时间为 3~5 小时；疲劳乏力，走路不稳；肠胃功能差，不敢吃生冷食物；大便基本正常。舌暗红，苔白微腻，脉弦。

三、西医诊断：高血压；脂肪肝；失眠。

目前用药：氯沙坦钾胶囊（2 粒 / 天）。

四、体质辨识报告

表 3-25-1　体质辨识结论图表

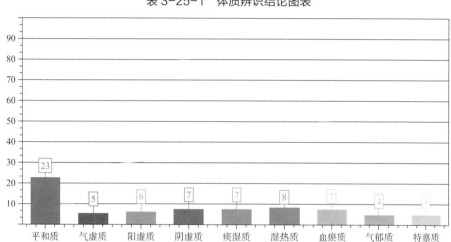

五、体质报告结论：痰湿质兼血瘀质。

六、体质分析

痰湿质：睡眠差，疲劳乏力，行走不稳，苔白微腻，脉弦。

血瘀质：血压控制不佳，脂肪肝，舌暗红。

七、调体方案

早空腹：痰湿质膏方。

晚睡前：血瘀质膏方。

一次 1 袋（18 g），一日两次，3 个月为一周期。

{饮食禁忌}痰湿体质的人宜少食甜黏、油腻、肥甘厚味等容易助湿生痰的食物，甜饮料、饴糖、李子、石榴、大枣、肥肉等；血瘀体质的人宜少食生冷、寒凉、酸涩等容易凝滞血脉的食物，如冷饮、冰冻食品、绿豆、梨、柿子、田螺等。

{个体化调养建议}起居有常，加强运动锻炼（慢跑、太极拳、五禽戏等），保持心情愉悦畅快（听轻快的音乐）。

八、复诊

该患者经过定期复诊体质，大体以平和质为主，倾向于痰湿、血瘀、阴虚体质，故该患者体质偏颇情况不甚明显，但调理体质在保持平和质的情况下，多以调理痰湿体质和血瘀体质为主。

表 3-25-2　复查体质辨识结论图表

复诊时间：2024 年 6 月 20 日

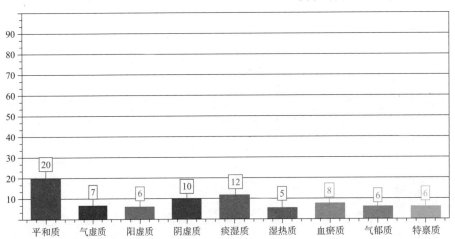

九、疗效反馈

患者血压稳定，现偶尔口服降压药一次（间隔十几天或者季节变化时），每天监测血压基本稳定在（130~140）/（80~90）mmHg；睡眠质量明显提升，睡眠时间达到 5~7 小时，早上起床还需要闹钟；肠胃功能好转，目前可以吃点生冷食物；精神状态提升，自觉浑身轻松。

反馈视频二维码

十、体会

该患者体质长期以平和质为主，倾向于痰湿质、血瘀质的时候多见。而平和质是最理想的人体体质，通过体质膏方调理可达到长期保持这种体质的效果，但该患者也有痰湿、血瘀的偏颇体质倾向，为了更好地保持平和体质，可长期服用痰湿体质膏方及血瘀体质膏，有效改善患者自身睡眠、血压、肠胃等病情。从本案可以看出，体质调理可以明显改善中老年慢性疾病。

案例 26

阴虚质兼气虚质兼痰湿质

（肺结节、失眠、慢性阻塞性肺疾病）

姓名：罗某某　　性别：女　　年龄：78 岁　　初诊时间：2020 年 7 月

一、主诉： 发现肺结节 1 年，失眠 3 年余。

二、病史资料： 发现肺结节 1 年；精神状态不佳，气短；易感冒，感冒后恢复慢，至少 1 周以上；形体肥胖，肢体困倦沉重；畏风寒，受寒后易咳嗽、鼻塞、流鼻涕；咽炎，咽痒，喉间有痰；睡眠质量差，入睡困难，多梦；食欲差，腹胀，反酸，打嗝；大便干燥，2~3 天排便 1 次，依靠药物排便；舌质暗红，舌体胖大边有齿痕，苔少微腻，脉滑，重按无力。

三、诊断： 肺结节；失眠；慢性支气管炎，慢性阻塞性肺疾病；骨质增生；骨质疏松；慢性胃炎；顽固性便秘。

四、体质辨识报告

表 3-26-1　体质辨识结论图表

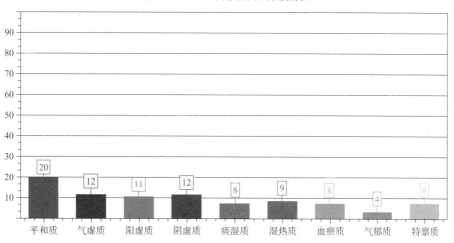

五、体质报告结论： 阴虚质、气虚质兼痰湿质。

六、体质分析

阴虚质： 睡眠质量差，多梦；大便干燥，3 天排便 1 次；舌质暗红，苔少，脉弱。

气虚质：气短，易感冒，感冒后恢复慢，至少1周以上；畏风寒，受寒后易咳嗽、鼻塞、流鼻涕；脉重按无力。

痰湿质：形体肥胖，肢体困倦沉重；咽炎，咽痒，喉间有痰；舌体胖大边有齿痕，苔微腻，脉滑。虽然体质辨识报告显示湿热高于痰湿，但结合患者症状，考虑先调理痰湿质更佳。

七、调体方案

早空腹：痰湿质膏方。

晚睡前：阴虚质膏方。

一次1袋（18g），一日两次，3个月为一周期。

{饮食禁忌} 阴虚体质的人宜少食油腻、辛辣、性味温热等易损伤人体阴液的食物，如油炸物、辣椒、花椒、韭菜等。痰湿体质的人宜少食甜黏、油腻、肥甘厚味等容易助湿生痰的食物，以及耗气之品。

{个体化调养建议} 生活起居祛湿避寒，同时注意避暑；合理作息，不熬夜；保持心境平和，克制情绪（下棋、练书法、远足等）；坚持运动（散步、太极拳、八段锦等）。

八、复诊

通过患者多次复诊，大体以虚性体质为主，表现为气虚、阴虚、阳虚体质。近期复诊体质整体仍以气虚、阴虚体质为主，但倾向湿热、痰湿、血瘀体质。患者最近一次体质复诊，偏颇体质数值较为平均，阴虚质数值较前有所下降。

表3-26-2 复查体质辨识结论图表

复诊时间：2024年5月13日

九、疗效反馈

调理 10 天：

大便基本正常，排便通畅，1 次 / 天。

调理 50 天：

睡眠稍改善，梦多现象明显改善；腹部赘肉改善。

调理 4 个月：

睡眠有所好转，夜间无明显做梦。

调理至今：

患者免疫力提高，感冒明显减少，恢复快（一两天就可改善）；咽炎发作后恢复快；肢体困倦沉重较前改善，精气神提升；胃肠功能提升，反酸、打嗝等情况减少；过敏反应好转；2023 年 3 月复查未见肺结节。

经过体质调理后患者胸部 CT 变化情况如下：左肺目前只有钙化结节，双肺实性、磨玻璃影结节消失，肝囊肿没有增大（图 3-26-1）。

2021 年 9 月 22 日胸部 CT：

> **检查**
> **部位** 低剂量胸部CT扫描
>
> **检查描述：**
> 胸廓：双侧胸廓对称；骨质未见异常。
> 双肺：双肺纹理清晰，双肺多发实性、磨玻璃结节影，较大者位于右肺上叶尖段（99-101），直径约0.8cm。
> 气道：气管及主支气管未见狭窄。
> 纵隔：纵隔居中，纵隔内未见增大淋巴结。
> 心脏及大血管：心脏不大，心包未见积液；主动脉形态大小未见异常。
> 胸膜及胸腔：双侧胸膜未见异常增厚，双侧胸腔未见积液。
> 其它：肝内多发密度影，较大者直径约1.2cm，胆囊内见高密度影，直径约1.2cm。
>
> **检查结论：**
> 双肺多发实性、磨玻璃结节影，提示为低危结节，请年度随诊。
> 肝内多发囊肿可能；胆囊结石。

2023 年 3 月 15 日胸部 CT：

> **检查**
> **部位** HR胸部平扫
> **影像表现：**
> 左肺少许钙化结节。
> 双肺间质性炎变，双肺下叶明显，请治疗后复查。
> 主动脉弓钙化。
> 扫及肝脏囊性灶，大者直径约1.2cm；肝左内叶钙化灶。胆囊结石，长径约1.5cm。

图 3-26-1 胸部 CT 对比

反馈视频二维码

十、体会

"百病由痰生"，痰湿质是由于长期水液内停而致痰湿凝聚。肺主通调水道，脾主运化水液，肾主水，津液的运行、输布和代谢，与肺、脾、肾三脏密切相关，而痰湿质膏方健脾利湿、化痰降浊效果显著，长期服用能有效改善肢体沉重、形体肥胖的症状、体征以及舌象；阴虚则易生内热，扰乱心神，灼烧津液，故失眠、大便干，长期口服阴虚膏方能改善上述症状。坚持体质调理，结节也随之消失。膏方可帮助身体保持平和质状态，可以收获不一样的晚年生活。

案例 27
阳虚质兼血瘀质

（胆囊切除术后、心肌缺血、双下肢胀痛麻木）

姓名：卿某某　　　性别：女　　　年龄：71 岁　　　初诊时间：2023 年 10 月

一、**主诉**：怕冷伴双下肢胀痛麻木 1 年余。

二、**病史资料**：畏寒怕冷，吃冷物后胃痛、腹泻；双下肢胀痛麻木，伴双下肢乏力；腰部酸痛；口干明显，口苦，咽干、咽痒，声音嘶哑；气短；大便不成形，舌淡胖，苔白，有瘀点，舌下脉络色深，脉弦而无力。

三、**西医诊断**：心肌缺血；胆囊切除术后。

四、**体质辨识报告**

表 3-27-1　体质辨识结论图表

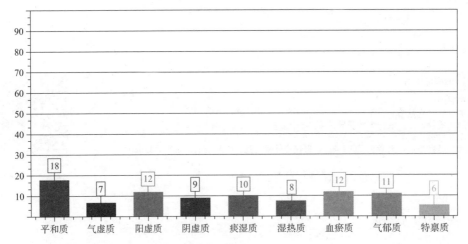

五、**体质报告结论**：阳虚质兼血瘀质。

六、体质分析

阳虚质：畏寒怕冷，食凉后胃痛、腹泻；大便不成形，舌淡胖，苔白，脉无力。

血瘀质：双下肢胀痛麻木，伴双下肢乏力；腰部酸痛；既往胆囊切除术后；舌有瘀点，舌下脉络色深，脉弦。

七、调体方案

早空腹：阳虚质膏方。

晚睡前：血瘀质膏方。

一次 1 袋（18 g），一日两次，3 个月为一周期。

{饮食禁忌}阳虚体质的人宜少食性味寒凉等易损伤人体阳气的食物，如苦瓜、梨、西瓜、河蚌、海螺等。宜少食生食冷食，以避免增加体内的寒气；血瘀体质的人宜少食生冷、寒凉、酸涩等容易凝滞血脉的食物，如冷饮、冰冻食品、绿豆、梨、柿子、田螺等。

{个体化调养建议}饮食有节，起居有常，注意避寒；适量户外运动（散步、太极拳、八段锦等）；保持心情舒畅。

八、复诊

该患者以血瘀质为主，兼夹痰湿质、阳虚质、气郁质。定期复诊体质，最近一次复诊体质基本为平和质，而倾向于痰湿质、湿热质，平和质较前升高，而血瘀质、痰湿质、阳虚质等偏颇体质数值较前降低。

表 3-27-2　复查体质辨识结论图表

复诊时间：2024 年 7 月 5 日

九、疗效反馈

调理1周后：

大便较前成形；配合微赫兹理疗，腰部酸痛较前缓解。

调理2个月后：

双下肢胀痛麻木情况明显改善，双下肢无明显乏力，现走路有劲；精神状态、气短较前明显改善，无明显声音嘶哑，可以唱歌；咽干咽痒情况较前缓解，口干、口苦明显改善。

反馈视频二维码

十、体会

此患者阳虚体质与血瘀体质特征显著。阳虚之时，阴寒之气旺盛，寒邪具有收引的特性，会使血脉凝滞，进而造成血脉不通畅，一旦血脉不通就会引发疼痛，这便是患者出现怕冷、双下肢疼痛麻木等症状的原因。基于这样的病理机制，在对该患者进行调理时，温阳补肾、活血化瘀是关键所在。因此，采用阳虚质膏方与血瘀质膏方有助于有效改善患者由于阳虚和血瘀所引发的各类症状。如果能够长期坚持进行体质调理，并且定期对体质状况进行复诊，及时调整调理方案，那么在体质调理的过程中必定会有所获益。

案例 28

阴虚质兼血瘀质

（高血压、动脉硬化、肺结节、失眠、便秘）

姓名：史某某　　**性别：**男　　**年龄：**92 岁　　**初诊时间：**2023 年 5 月

一、主诉：失眠、便秘半年余。

二、病史资料：血压高，目前口服三种降压药，血压控制不稳定；睡眠差，入睡困难，易醒，醒后难以入睡，梦多；口干、口苦；胸闷，活动后明显；偶有便秘，大便干结难解，排便困难；体重偏重，身高 165 cm，体重 140 斤（70 kg）；舌暗红，苔少，有瘀点，脉弦而无力。

三、西医诊断：高血压；动脉硬化；肺结节；慢性阻塞性肺疾病。

目前用药：硝苯地平缓释片、沙库巴曲缬沙坦钠片等多种降压药（具体不详）。

四、体质辨识报告

表 3-28-1 体质辨识结论图表

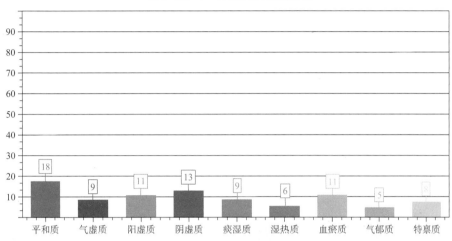

五、体质报告结论：阴虚质兼血瘀质。

六、体质分析

阴虚质：睡眠差，入睡困难，易醒，醒后难以入睡，梦多；口干、口苦；偶有便秘，大便干结难解，排便困难；舌红，苔少，脉无力。

血瘀质：血压高，目前口服三种降压药，血压控制不稳定；既往有动脉硬化、肺结节病史；舌暗红，有瘀点，脉弦。

七、调体方案

早空腹：血瘀质膏方。

晚睡前：阴虚质膏方。

一次 1 袋（18 g），一日两次，3 个月为一周期。

{饮食禁忌} 阴虚体质的人宜少食油腻、辛辣、性味温热等易损伤人体阴液的食物，如油炸物、辣椒、花椒、韭菜等。血瘀体质的人宜少食生冷、寒凉、酸涩等容易凝滞血脉的食物，如冷饮、冰冻食品、绿豆、梨、柿子、田螺等。

{个体化调养建议} 起居有常，避暑；适度运动（太极拳、五禽戏、八段锦、散步等）；保持心情愉悦。

八、复诊

该患者大体以阴虚质、血瘀质为主，兼夹阳虚质。定期复诊体质后，患者近两次复诊体质则以痰湿质、血瘀质为主，倾向于气虚质、阳虚质。患者为高龄女性，体质整体以虚性体质为主。

表 3-28-2　复查体质辨识结论图表

复诊时间：2024 年 4 月 24 日

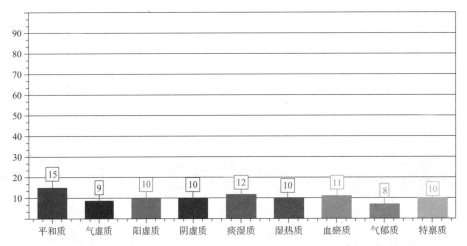

九、疗效反馈

调理 1 个月：

肠蠕动增加，排气增多，便秘情况缓解，大便顺畅，香蕉便；睡眠质量提升，梦多情况改善。

反馈视频二维码

调理 1 个周期：

口干情况改善。

调理半年：

走远路胸闷情况改善；目前血压较前平稳（120~130）/（60~70）mmHg，现降压药减量，只用服沙库巴曲缬沙坦钠片（每天 1 片）；体重减轻，现在维持在 130 斤（65 kg）。

十、体会

该患者阴虚体质明显，阴虚则易生内热，热盛则伤津，故口干；热盛伤津，肠道失于濡润，故便秘；阴虚则阴液不足，血失濡润，血行不畅，血脉阻滞，日久则成瘀血，故患者兼夹血瘀体质。使用阴虚体质膏方和血瘀体质膏方以滋阴清热，培补肝肾，增水行舟，活血化瘀，可有效改善患者失眠、便秘、口干、血压高等症状。长期坚持服用，定期复诊，及时调整，才能取得更好的效果。

案例 29

血瘀质兼痰湿质

（脑梗死、脑动脉硬化、头昏头痛）

姓名：宋某某　　性别：女　　年龄：77 岁　　初诊时间：2019 年 8 月

一、**主诉**：反复头昏头痛半年余。

二、**病史资料**：头昏、头痛，每半年发生一次，活动后明显，伴恶心欲吐，休息后可稍缓解，头痛如鸡啄样疼痛，需输液治疗方可缓解，每年需住院治疗 2 次；易感冒，持续时间约半月，病情较重，需输液治疗；面部潮红，自觉有灼热感；经常喉间有痰，痰多难咯；平素易上火，表现为牙龈肿痛，牙龈出血，腹痛腹泻；疲劳乏力，双下肢水肿、乏力，活动后明显，膝关节疼痛；大便不成形，排便不爽，大便粘马桶；舌暗红，苔白腻，舌下脉络色深，脉弦滑。

三、**西医诊断**：脑梗死；脑动脉硬化；脑供血不足；骨质疏松，骨质增生，腰部摔伤（2005 年）。

四、**体质辨识报告**

表 3-29-1　体质辨识结论图表

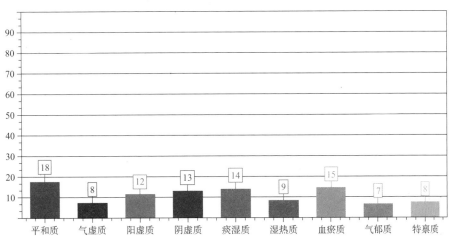

五、**体质报告结论**：血瘀质兼痰湿质。

六、体质分析

血瘀质：头痛，每半年发生一次，头痛如鸡啄样疼痛，需输液治疗方可缓解；膝关节疼痛；既往有脑梗死、脑动脉硬化、脑供血不足以及眼部摔伤病史，舌暗红，舌下脉络色深，脉弦。

痰湿质：头昏，每半年发生一次，活动后明显，伴恶心欲吐，休息后可稍缓解；经常喉间有痰，痰多难咯；双下肢水肿、乏力，活动后明显；大便不成形，排便不爽，大便粘马桶；苔白腻，脉滑。

七、调体方案

早空腹：痰湿质膏方。

晚睡前：血瘀质膏方。

一次1袋（18g），一日两次，3个月为一周期。

{饮食禁忌}血瘀体质的人宜少食生冷、寒凉、酸涩等容易凝滞血脉的食物；痰湿体质的人宜少食甜黏、油腻、肥甘厚味等容易助湿生痰的食物。

{个体化调养建议}起居有常，祛寒避湿；适度户外运动（远足、太极拳、八段锦等）；保持心境平和。

八、复诊

该患者以血瘀质、痰湿质为主，兼夹阴虚质，定期复诊体质，倾向于阳虚质、湿热质。经过体质调理后，患者目前以平和质为主，倾向于痰湿质、血瘀质、阴虚质，整体属平和质，较前有所上升，血瘀质、痰湿质数值较前降低。

表3-29-2　复查体质辨识结论图表

复诊时间：2024年6月12日

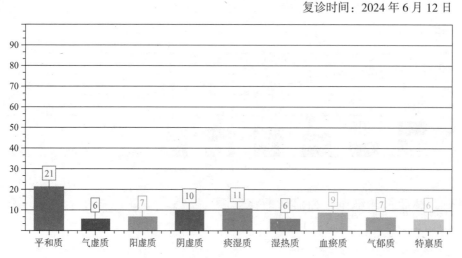

九、疗效反馈

调理 1 月余：

初期患者口服血瘀质膏方，自觉效果不明显，坚持服用 1 个月后，患者头昏较前稍有好转。

调理近 1 年：

①患者找到熟悉自己病情的主治医师，调出了 2020 年和 2019 年的检查报告并进行对比，结果显示：2020 年患者动脉血管硬化相关指标比 2019 年有所改善。

②患者头痛未再发作，头昏较前明显好转，近 1 年均未再发作；患者疲惫乏力、双下肢乏力、膝关节疼痛较前明显改善，1 天可走 1 万步左右，双下肢未见水肿。

③患者精神状态明显提升；免疫力提升，感冒次数明显减少；痰多现象消失，而且咽炎也不知不觉地好多了。

④患者牙龈出血、牙龈肿痛未再发作；腹痛腹泻较前改善；目前大便成形，不粘马桶。

⑤患者面部潮红近 2 年未再出现。

反馈视频二维码

十、体会

该患者基础疾病多，辨识体质后血瘀质和痰湿质明显。血瘀则血脉不通，血行不畅，日久易生包块，形成血栓；痰湿则是由于脾气亏虚，脾失运化，水湿凝聚，聚湿成痰所致。改善血瘀体质及痰湿体质，需长期口服血瘀质膏方和痰湿质膏方，以活血化瘀通络、健脾除湿化痰。调理体质是一个漫长的过程，想要有健康的体质，需要长期坚持，定期复诊，及时调整体质膏方方案，才能使患者整体体质趋于或保持平和质状态。

案例 30
气虚质兼血瘀质

（肝囊肿、脂肪肝、子宫肌瘤、高脂血症）

姓名：宋某某   性别：女   年龄：69 岁   初诊时间：2022 年 4 月

一、主诉：胁肋部疼痛半月余。

二、病史资料：右侧胁肋部疼痛；精神状态不佳，疲劳乏力，头晕，头重脚轻，行走时向一侧偏斜；睡眠质量较差，入睡困难，凌晨 3~5 点易醒；食欲一般；皮肤青紫；大便不成形，粘马桶；舌暗红，苔白，脉弦而无力。

检查：总胆固醇偏高，2022 年体检 6.21 mmol/L；甘油三酯偏高；肝囊肿，大小约 4 cm×3 cm；脂肪肝。

三、西医诊断：肝囊肿；脂肪肝；子宫肌瘤；高脂血症。

四、体质辨识报告

表 3-30-1　体质辨识结论图表

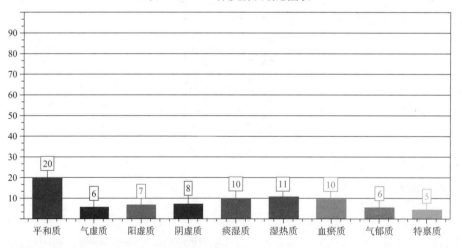

五、体质报告结论：湿热质兼血瘀质。

六、体质分析：根据患者当前症状分析，考虑以下体质优先调理：

气虚质：精神状态不佳，疲劳乏力，头晕，头重脚轻，行走时向一侧偏斜；睡眠质量较差，入睡困难，频繁醒转（凌晨 3~5 点易醒）；苔白，脉无力。

血瘀质：皮肤青紫；右侧胁肋部疼痛；既往有肝囊肿、脂肪肝、子宫肌瘤等病史，舌暗红，脉弦。

七、调体方案

早空腹：气虚质膏方。

晚睡前：血瘀质膏方。

一次 1 袋（18 g），一日两次，3 个月为一周期。

{**饮食禁忌**}气虚体质的人宜少食生冷性凉、油腻厚味、辛辣刺激等容易耗气破气的食物，如冷饮、冰冻食品、薄荷、香菜、胡椒、大蒜、柚子、萝卜、槟榔等；血瘀体质的人宜少食生冷、寒凉、酸涩等容易凝滞血脉的食物，如冷饮、冰冻食品、绿豆、梨、柿子、田螺等。

{**个体化调养建议**}起居有节；适度户外运动锻炼（散步、太极拳、八段锦等）；配合太极站桩或太极拳；保持心情舒畅。

八、复诊

该患者初次体质辨识以湿热质、血瘀质为主，兼夹痰湿质，但初诊时气虚和血瘀症状较为明显，因此优先调理气虚质和血瘀质。复诊后及时调整调体方案。多次复诊体质后患者以平和质为主，倾向于气虚质、阴虚质、阳虚质，整体呈现虚性体质状态；患者 2023 年 9 月后未再定期复诊体质。最近一次体质辨识患者平和质数值较前有所上升，湿热、血瘀、气虚等数值较前均下降。

表 3-30-2　复查体质辨识结论图表

复诊时间：2023 年 9 月 9 日

九、疗效反馈

调理 2 个周期：

精神状态改善、疲劳乏力好转；睡眠质量明显提升；皮肤青紫现象减少；头晕频率降低；右侧胁肋间疼痛消失；食欲好转；面色较前红润；大便情况改善，基本正常。

2024 年体检胆固醇较前一年降低（6.34 mmol/L），甘油三酯正常；肝囊肿缩小，现大小为 0.9 cm × 1.2 cm，脂肪肝消失。

此外，患者的女儿也在进行体质调理，调理前急躁易怒，调理之后情志平和了，很认可中医体质调理，并积极鼓励母亲也坚持进行体质调理。

经过体质调理后患者体检各项指标变化情况如下：

1. 血脂（图 3-30-1）：患者总胆固醇、甘油三酯等血脂各指标较前降低。

2022 年血脂报告：

【血脂检测四项　标本：血清】		检验人：孙	时间：2022-06-23
甘油三脂	2.23	mmol/L	0.0000~2.3000
胆固醇	6.21（↑）	mmol/L	0.0000~5.1700
高密度脂蛋白胆固醇	1.42	mmol/L	1.0400~100.0000
低密度脂蛋白胆固醇	3.85（↑）	mmol/L	0.0000~3.3700

小结：血清低密度脂蛋白胆固醇(LDL－C)升高 [低密度脂蛋白胆固醇：3.85(mmol/L)]，血清总胆固醇(Ch)升高 [胆固醇：6.21(mmol/L)]

2023 年血脂报告：

⑩ 甘油三酯	TG	2.04		<2.30	mmol/L
⑪ 总胆固醇	TC	6.70	↑	<5.17	mmol/L
⑫ 高密度脂蛋白胆固醇	HDL-C	1.34		>1.04	mmol/L
⑬ 低密度脂蛋白胆固醇	LDL-C	3.99	↑	<3.37	mmol/L

2024 年血脂报告：

4/9

【血脂检测四项　标本：血清】				检验人：	时间：2024-03-27
甘油三脂	1.38	2.23	2.04	mmol/L	0.0~2.30
胆固醇	6.34（↑）	6.21	6.70	mmol/L	0.0000~5.170C
高密度脂蛋白胆固醇	1.50	1.42	1.34	mmol/L	1.04~100.00
低密度脂蛋白胆固醇	3.65（↑）	3.85	3.99	mmol/L	0.0~3.37

小结：血脂异常：血清低密度脂蛋白胆固醇(LDL－C)升高 [低密度脂蛋白胆固醇：3.65(mmol/L)]，血脂异常：血清胆固醇(Ch)升高 [胆固醇：6.34(mmol/L)]

图 3-30-1　血脂对比

2. 腹部彩超（图 3-30-2）：肝囊肿较前减小，2022 年的轻度脂肪肝此次无提示。

2022 年彩超：

超声结果	肝脏：形态大小未见明显异常，实质回声增强、不均匀，左叶查见多个无回声团，最大约3.0x2.9cm，右叶查见一个稍强回声团，边界清，大小约1.4x1.3cm，门静脉不扩张。胆道系统：胆囊大小未见明显异常，内壁较光滑，内未见明显异常回声团，肝内、外胆管未见明显扩张。胰腺：形态大小未见明显异常，实质回声均匀，主胰管未见扩张。脾脏：大小形态未见明显异常，实质回声均匀，未见明显占位。检查提示(此报告仅反映受检者当时检查情况，仅供参考)
超声提示	1.脂肪肝（轻度）；2.肝囊肿（多发）；3.右肝内稍强回声团，考虑：血管瘤可能？随访。

小结：   B超异常提示：肝脏囊肿 [超声提示：1.脂肪肝（轻度）；2.肝囊肿（多发）；3.右肝内稍强回声团，考虑：血管瘤可能？随访。]B超异常提示：脂肪肝 [超声提示：1.脂肪肝（轻度）；2.肝囊肿（多发）；3.右肝内稍强回声团，考虑：血管瘤可能？随访。]

2023 年彩超：

超声描述：
肝脏：形态大小正常，包膜完整光滑，肝内查见2-3个无回声团，较大约3.7x3.1cm，边界清，形态欠规则，内见分隔；余实质回声稍细密、增强。
胆囊：形态大小正常，轮廓清晰，壁光滑，内未见明显异常声像，肝内外胆管未见明显扩张。
胰腺：大小形态正常，胰腺实质回声均匀，主胰管不扩张。
脾脏：形态、大小正常，实质回声均匀，脾静脉未见明显扩张。

超声提示：
肝脏脂肪沉积 肝囊肿

2024 年彩超：

4/9
【B超常规检查(体检)：腹部脏器 [常规]】   检查人:毛莉莉   时间:2024-03-27

超声结果	肝脏：形态大小未见明显异常，实质内见多个囊性回声，边界清晰，较大约3.2x2.6cm，较大者内见条带状分隔；右肝实质内另见大小约1.2x0.9cm的稍强回声团，边界清晰，门静脉不扩张。胆道系统：胆囊大小未见明显异常，内壁较光滑，内未见明显异常回声团，肝内、外胆管未见明显扩张。胰腺：形态大小未见明显异常，实质回声均匀，主胰管未见扩张。脾脏：大小形态未见明显异常，实质回声均匀，未见明显占位。检查提示(此报告仅反映受检者当时检查情况，仅供参考)
超声提示	1.肝囊肿。2.肝实质内稍强回声团：血管瘤？

小结：   B超异常提示：肝脏囊肿，如症状明显，请您到肝胆外科治疗。[超声提示：1.肝囊肿。2.肝实质内稍强回声团：血管瘤？]，肝囊肿 [超声提示：1.肝囊肿。2.肝实质内稍强回声团：血管瘤？]

图 3-30-2 腹部彩超对比

反馈视频二维码

十、体会

中医认为，"气为血之帅，血为气之母"，气为阳而血为阴，气为卫而血为荣，二者相互为用。人体的宗气能贯心脉、行呼吸，可以推行血液，气足则气行有力，气行则推动血行，气虚则血行缓慢，日久则血脉不通，血行瘀滞，导致血瘀形成。该患者以气虚体质和血瘀体质较为明显，故需同时补气活血化瘀，使气行则血行，血脉畅通。口服气虚质膏方和血瘀质膏方，能有效改善由气虚和血瘀所致的症状和病症，坚持体质调理，可以使自身体质趋于平和质的健康状态。

案例 31

阳虚质兼阴虚质兼血瘀质

（干燥综合征、系统性红斑狼疮、失眠）

姓名：谈某某　　性别：女　　年龄：53 岁　　初诊时间：2021 年 6 月

一、主诉：干燥综合征 3 年余。

二、病史资料：手部皮肤干燥，到冬季脱屑明显，伴瘙痒；口干严重，严重时嘴巴张不开，没办法正常说话，每天 8 磅的水瓶（合 3.6 L）要喝两瓶水，并且没有小便；眼干，眼睛刺痛，每天都要滴人工泪液；口腔牙齿干碎掉落，不能补，也不能戴假牙，因为没有唾液分泌，假牙会损伤牙龈；形体肥胖，身体状况差，上 2 楼则气喘明显，背心疼痛牵扯胸前疼痛，心悸，头痛；感冒频繁，每年感冒 10 次以上，且持续时间长，畏风畏寒；怕冷怕热，手脚心凉，吃凉的食物会胃部不适，关节怕冷，动则汗出；睡眠差，入睡困难，睡眠时间为 2~3 小时；便秘，3~4 天排便 1 次，排便困难。

三、西医诊断：干燥综合征；系统性红斑狼疮；子宫全切术后；肾功能不全；白细胞减少；双侧乳腺结节 3 级；左侧甲状腺结节 3 级。

四、体质辨识报告

表 3-31-1　体质辨识结论图表

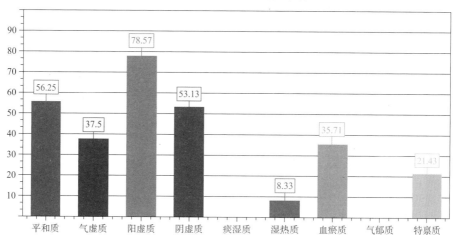

五、体质报告结论：阳虚质兼阴虚质兼血瘀质。

六、体质分析

阳虚质：怕冷，手脚心凉，吃凉的食物胃部不适，关节怕冷。

阴虚质：手部皮肤干燥，到冬季脱屑明显，伴瘙痒；口干严重，严重时嘴巴张不开；眼干，眼刺痛，每天都要滴人工泪液；口腔牙齿干碎掉。

血瘀质：背心疼痛牵扯胸前疼痛，心悸，头痛；有系统性红斑狼疮，子宫全切术后，双侧乳腺结节 3 类，左侧甲状腺结节 3 类病史。

七、调体方案

早空腹：阳虚质膏方。

晚睡前：阴虚质膏方。

一次 1 袋（18 g），一日两次，3 个月为一周期。

{饮食禁忌} 阳虚体质的人宜少食性味寒凉等易损伤人体阳气的食物；阴虚体质的人宜少食油腻、辛辣、性味温热等易损伤人体阴液的食物；血瘀体质的人宜少食生冷、寒凉、酸涩等容易凝滞血脉的食物。

{个体化调养建议} 起居有常；适度户外运动（散步、太极拳、八段锦等）；避风寒；保持精神愉悦（听明快的音乐等）。

八、复诊

该患者大体以阳虚体质为主，倾向阴虚、血瘀、痰湿体质；患者的体质经过调理在不断变化，但总体是向更好的平和质转变。

表3-31-2　复查体质辨识结论图表

复诊时间：2024年6月3日

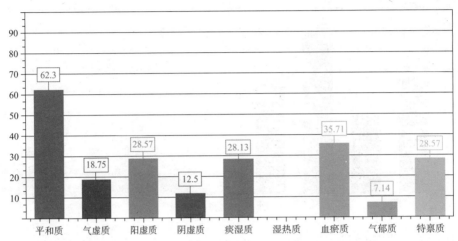

九、疗效反馈

调理1周后：

睡眠明显改善，睡眠时间为3~4小时；口干情况改善，喝水量明显下降。

调理1个周期后：

气血更充足；便秘改善，大便通畅；免疫力提升，调理开始到10月才感冒一次。

调理1年后：

自觉身体轻松，精神状态良好；干燥综合征的各种症状均有改善，皮肤掉白灰的情况消失；免疫力明显提升，感冒频率降低，2021年10月到2022年10月仅有1次感冒；睡眠质量明显改善，入睡快；便秘改善，排便顺畅有规律，每天1次。

初诊时，红斑狼疮报告中的15个指标全是阳性；2022年8月医院复查，所有红斑狼疮指标只有3个指标为阳性，其余全部转阴，口服激素在专科医师指导下由每日2颗减至半颗。

经体质调理后，该患者检验指标及彩超变化情况如下。

1.肌酐检查：既往肌酐指标偏高，调理后指标正常（图3-31-1）。

2022 年 8 月：

17	Urea	*尿素	7.67		2.70-8.20	mmol/L	LABOSPEC
18	CREA	*肌酐	99.7	↑	41.0-73.0	μmol/L	LABOSPEC
19	GLU	*葡萄糖	4.94		3.89-6.11	mmol/L	LABOSPEC
20	UA	尿酸	256		150-360	μmol/L	LABOSPEC

2022 年 11 月：

12	Urea	*尿素	7.57		2.70-8.20	mmol/L	LABOSPEC
13	CREA	*肌酐	79.6	↑	41.0-73.0	μmol/L	LABOSPEC
14	GLU	*葡萄糖	4.90		3.89-6.11	mmol/L	LABOSPEC
15	UA	尿酸	237		150-360	μmol/L	LABOSPEC

2023 年 2 月：

11	GGT	谷氨酰转肽酶	31	8-50	U/L	LABOSPEC
12	Urea	*尿素	6.58	2.70-8.20	mmol/L	LABOSPEC
13	CREA	*肌酐	71.0	41.0-73.0	μmol/L	LABOSPEC
14	GLU	*葡萄糖	4.92	3.89-6.11	mmol/L	LABOSPEC
15	UA	尿酸	220	150-360	μmol/L	LABOSPEC

图 3-31-1　肌酐对比

2. 彩超检查：既往双侧乳腺结节，目前只有一侧有结节（图 3-31-2）。

检查所见

甲状腺双侧叶大小形态正常，实质回声欠均匀，左侧叶大小约0.2x0.1cm囊性回声结节，形态规则边界清，CDFI：其内未见明显血流信号。右侧叶未见明显肿块。

双侧颈部未见明显异常肿大淋巴结。

双侧乳腺层次清楚，乳腺导管不扩张，右乳4点钟方向距乳头约1cm处见大小约0.3x0.3cm低回声结节形态规则，边界清，CDFI：其内未见明显血流信号。左乳2点钟方向距乳头约5cm处见大小约0.7x0.4低回声结节，形态规则，边界清，CDFI：其内未见明显血流信号。

双侧腋窝未见肿大淋巴结。

2022年4月13日　诊断意见

双乳低回声结节，BI-RADS 3类
甲状腺实质回声欠均匀，请结合实验室检查
甲状腺左侧叶囊性结节，TI-RADS 2类

检查描述：

双侧乳腺皮肤及皮下脂肪层回声清晰，未见异常；双侧乳腺无明显增厚，层次清楚，内部回声呈增强与减弱相间混杂，分布不均，左乳3点钟方向见大小约0.7x0.5cm低回声结节，形态规则，边界清，CDFI：其内未见明显血流信号。右乳内未见乳腺导管扩张及确切占位回声。

双侧腋窝：多方位扫查均未见确切肿大淋巴结回声。

甲状腺右侧叶前后径约1.2cm，左侧叶前后径约1.1cm，峡部前后径约0.2cm，包膜完整，形态大小正常，左侧叶上份见大小约0.3x0.2cm等回声结节，形态规则，边界清，CDFI：其内未见明显血流信号。右侧叶实质回声均匀，内未见确切结节。CDFI：甲状腺实质内血流分布正常。

双侧颈部未见明显异常的淋巴结回声。

检查提示：2023年4月3日

左乳低回声结节，BI-RADS 3类
甲状腺左侧叶等回声结节，C-TIRADS 3类

图 3-31-2　乳腺彩超对比

反馈视频二维码

十、体会

该患者初次辨体质即为阳虚质兼阴虚质为主，符合中医"阴阳两虚"的情况，病情复杂，较难调理。患者一直坚持调理体质，坚持服用阳虚及阴虚体质膏方，配合血瘀体质等膏方，阳虚质膏方能有效改善患者身体怕冷的症状，而阴虚质膏方能有效改善口干、眼干等身体干燥等症状，同时又能改善睡眠、大便情况，标本兼治，效果显著。这也让患者与其亲友更加认可中医体质调理的疗效，解除了患者多年的病痛，减少了对激素的依赖。

案例 32
痰湿质兼阳虚质

（糖尿病、高脂血症、乏力、失眠、怕冷）

姓名：王某某　　性别：女　　年龄：68 岁　　初诊时间：2023 年 11 月

一、**主诉**：头晕、乏力 10 余天，怕冷半年。

二、**病史资料**：头昏、头晕，困倦乏力，胸闷；睡眠质量差，入睡困难，晨起口干、口苦；怕冷，胃脘胀满，食冷凉后胃不适、腹泻，偶有胃疼；大便干结，常排泄不畅，且排便困难；舌淡红，舌体胖大，边有齿痕，苔白腻，脉滑而无力。

三、**西医诊断**：糖尿病；高脂血症；失眠。

四、体质辨识报告

表 3-32-1　体质辨识结论图表

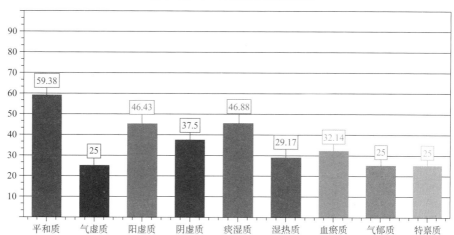

五、体质报告结论：痰湿质兼阳虚质。

六、体质分析

痰湿质：患者头昏、头晕，困倦乏力，胸闷；睡眠质量差，入睡困难；大便干结，大便排泄不畅，排便困难；舌淡红，舌体胖大，边有齿痕，苔腻，脉滑。

阳虚质：患者怕冷，胃脘胀满，食冷凉后胃不适、腹泻，偶有胃疼；舌淡红，苔白，脉无力。

七、调体方案

早空腹：阳虚质膏方。

晚睡前：痰湿质膏方。

一次 1 袋（18 g），一日两次，3 个月为一周期。

{饮食禁忌} 痰湿体质的人宜少食甜黏、油腻、肥甘厚味等容易助湿生痰的食物，如甜饮料、饴糖、李子、石榴、大枣、肥肉等；阳虚体质的人宜少食性味寒凉等易损伤人体阳气的食物，如苦瓜、梨、西瓜、河蚌、海螺等。宜少食生食冷食，以避免增加体内的寒气。

{个体化调养建议} 起居有常，保暖避湿；适度户外锻炼（散步、太极拳、五禽戏等）；保持心情愉快（多听轻音乐等）。

八、复诊

该患者以痰湿体质为主，兼夹血瘀质、阳虚质，定期复诊体质，倾向于气虚质、阴虚质多见，目前复诊以平和质为主，而倾向于痰湿质、气虚质，总体上患者偏颇体质数值较前均有下降。

表 3-32-2   复查体质辨识结论图表

复诊时间：2024 年 7 月 9 日

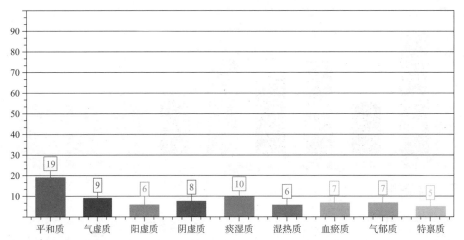

九、疗效反馈

调体 20 余天：

入睡困难情况好转；困倦乏力明显好转；排便变得规律、正常。

调理 2 个月：

胸闷、腹胀情况均有改善；口苦好转。

反馈视频二维码

十、体会

该患者阳虚则阴寒内盛，故怕冷，食凉后胃部不适；脾为生痰之源，脾气亏虚，脾的运化无力，脾主运化的功能降低，故易聚湿生痰，痰湿困厄清阳，清阳不升，故易头晕、困倦乏力等。目前患者口服阳虚质膏方和痰湿质膏方，二者相合，坚持服用能有效改善患者怕冷、头晕、困倦乏力、大便不畅等症状。体质调理需要长期坚持，期间可能会出现反复，定期复诊体质，酌情调整体质膏方方案，一定能取得满意的效果。

案例 33
气虚质兼痰湿质

（糖尿病、房性／室性早搏、心律不齐）

姓名：王某某　　性别：男　　年龄：60 岁　　初诊时间：2022 年 8 月

一、**主诉**：易感冒 2 年。

二、**病史资料**：患者免疫力差，易感冒，感冒症状较重，病程需 10 天左右；自觉湿气重，便秘或大便不成形；面部皮肤油脂过多，头顶汗多；舌淡，舌体胖大，边有齿痕，苔白腻，脉滑而无力。

三、**西医诊断**：糖尿病；房性／室性早搏，心律不齐。

四、**体质辨识报告**

表 3-33-1　体质辨识结论图表

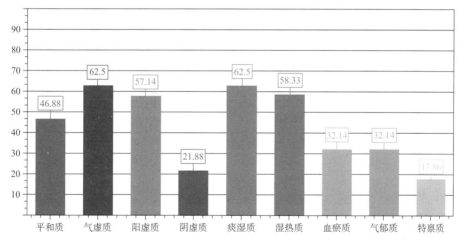

五、**体质报告结论**：气虚质兼痰湿质。

六、**体质分析**

气虚质：患者免疫力差，易感冒，感冒症状较重，病程需 10 天左右；舌淡，脉无力。

痰湿质：患者自觉湿气重，便秘或大便不成形；面部皮肤油脂过多，头顶汗多；舌体胖大，边有齿痕，苔白腻，脉滑。

七、调体方案

早空腹：气虚质膏方。

晚睡前：痰湿质膏方。

一次 1 袋（18 g），一日两次，3 个月为一周期。

{饮食禁忌}气虚体质的人宜少食生冷性凉、油腻厚味、辛辣刺激等容易耗气破气的食物，如冷饮、冰冻食品、薄荷、香菜、胡椒、大蒜、柚子、萝卜、槟榔等；痰湿体质的人宜少食甜黏、油腻、肥甘厚味等容易助湿生痰的食物，如甜饮料、饴糖、李子、石榴、大枣、肥肉等。

{个体化调养建议}起居有节，注意祛寒避湿；适度运动（散步、八段锦、五禽戏，配合太极站桩或太极拳等）；保持心情愉快；艾灸理疗（气海、关元、丰隆等穴位）。

八、复诊

该患者初诊以痰湿质、气虚质为主，倾向于湿热质、阳虚质；多次复诊体质，均以痰湿质为主；最近数次复诊体质则基本为平和质，而倾向于痰湿质；本次复诊体质，患者平和质数值较前明显升高，其余偏颇体质数值均较前下降，其中痰湿质、气虚质下降最为明显。

表 3-33-2　复查体质辨识结论图表

复诊时间：2024 年 7 月 13 日

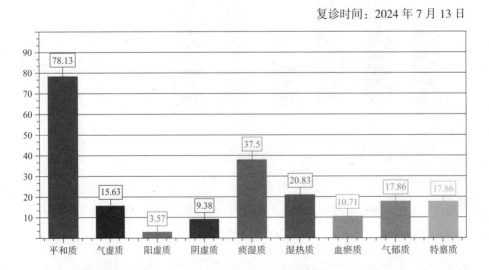

九、疗效反馈

调理 2 个周期后：

免疫力较前稍有提高，近半年未再感冒，偶有外感热病恢复也快；自觉身体轻松。

反馈视频二维码

坚持调理至今：

心脏不适、心慌心悸情况改善；免疫力较前明显提高，感冒较前明显减少，感冒有时能自愈；面部头顶油脂减少；大便情况较前改善。

十、体会

该患者以气虚质和痰湿质为主，二者互为因果，"脾胃为气血生化之源"，脾气亏虚，脾的运化无力，导致水湿内停，日久聚湿成痰，则生痰湿；湿性重浊、黏滞，故病程迁延难愈，感冒病程长，且大便秘结或不成形等。调理上需益气健脾，化痰利湿，使用气虚体质膏方能补气益气健脾，有效提高患者免疫力，减少患者感冒次数等；而痰湿体质膏方可以健脾利湿化痰，缓解患者面部易出油等症状，二者联用，则可增强健脾利湿的功效。长期坚持体质调理，自身整体状态得到很大改善。

案例 34
阴虚质兼阳虚质

（哮喘、高血压、脑供血不足）

姓名：王某某　　性别：女　　年龄：78 岁　　初诊时间：2018 年 10 月

一、主诉：咳喘气促 30 余年，怕冷 5 年余。

二、病史资料：哮喘病史 30 余年，全身无力，气促，趴着睡觉，每年因哮喘需住院 2~3 次；食欲差；鼻塞明显，鼻干；怕冷，每年到伏天上午 9~10 点都要晒背，持续 4 年，但都不出汗，背凉，手脚冰凉，关节冷痛；血压控制不稳定，收缩压最高达 204 mmHg；记忆力下降；背部皮肤瘙痒，喜抓挠；大便不畅；舌淡胖，苔少，脉弱。

三、西医诊断：哮喘；高血压；脑供血不足；慢性胃炎；慢性鼻炎。

目前用药：硝苯地平控释片（1粒/天）、缬沙坦胶囊（1粒/天）。

四、体质辨识报告

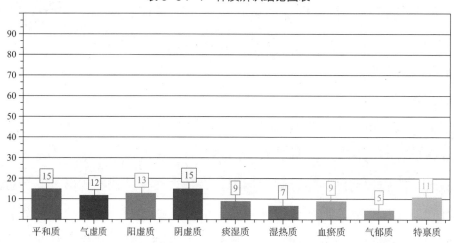

表3-34-1　体质辨识结论图表

五、体质报告结论：阴虚质兼阳虚质。

六、体质分析

阴虚质：哮喘30余年，表现为全身无力，气促，得趴着睡觉，每年因哮喘需住院2~3次；鼻炎严重，鼻塞明显，鼻干；背部皮肤瘙痒，喜抓挠；记忆力下降；苔少，脉弱。

阳虚质：怕冷，每年到伏天上午9~10点都要晒背，持续4年，都不出汗，背凉，手脚冰凉，关节冷痛；舌淡胖，脉弱。

七、调体方案

早空腹：阳虚质膏方。

晚睡前：阴虚质膏方。

一次1袋（18g），一日两次，3个月为一周期。

{**饮食禁忌**}阴虚体质的人宜少食油腻、辛辣、性味温热等易损伤人体阴液的食物，如油炸物、辣椒、花椒、韭菜等；阳虚体质的人宜少食性味寒凉等易损伤人体阳气的食物，如苦瓜、梨、西瓜、河蚌、海螺等。宜少食生食冷食，以避免增加体内的寒气。

{**个体化调养建议**}起居有常，夏季避暑，注意避风寒；适量运动如太极拳、太极站桩；保持心境平和、心情愉悦。

八、复诊

该患者以阴虚质和阳虚质为主，多次复诊体质，倾向于气虚质、痰湿质、血瘀质；最近一次体质辨识以气虚质为主，倾向于阴虚质、痰湿质，从总体上看患者主要以虚性体质为主。

表 3-34-2　复查体质辨识结论图表

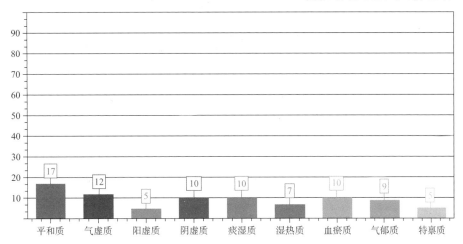

九、疗效反馈

调理 3 个周期：

血压平稳，（130~140）/（75~80）mmHg；现硝苯地平控释片剂量减半，每天 1/2 粒，缬沙坦胶囊 1 粒；大便改善，现在排便正常；皮肤瘙痒情况明显改善；调理之后，第五年晒背出汗了，四肢发凉情况改善，关节冷痛情况好转。

调理至今：

哮喘明显改善，可以正常平躺睡觉；鼻炎改善。

慢病管理后：

哮喘明显好转，近一周未再吸氧。

反馈视频二维码

十、体会

脏腑之间有互相资生、制约的关系，因此在病理情况下，肺脏局部病变也必然会影响其他脏器和整体，故有"其邪展转，乘于五脏"之说。哮喘与肺、肾两脏关系最为密切，肾为肺之子，肺虚肾失滋生之源，或肾虚相火灼金，子盗母气，致使肺气更为耗竭，而不能滋养于肾，肾虚则不能纳气，故肺肾两虚，哮喘症状更显；阴虚则阳亢，阳虚则阴盛，阴阳两虚者，则需同时滋阴和补阳。该患者口服阴虚质膏方和阳虚质膏方，能起到滋阴补阳的作用，有效地改善了症状。长期坚持体质调理，服用体质膏方，配合慢病调理膏方运用，定期复诊，能够取得更满意的效果。

案例 35
阴虚质兼痰湿质

（干燥综合征、高尿酸血症、肝纤维化）

姓名：王某某   性别：女   年龄：66 岁   初诊时间：2023 年 1 月

一、主诉：干燥综合征 5 年余，大便不畅 1 月。

二、病史资料：眼干，每天需要滴眼药水，口干喜饮水，鼻干，经常流鼻血，皮肤瘙痒；过敏性红斑；免疫力低下，易感冒，病程长；大便不畅，排便不爽，粘马桶；舌红，苔厚腻，脉细滑。

三、西医诊断：干燥综合征；高尿酸血症；胆汁淤积致肝纤维化；腰椎间盘突出；胆囊切除术后。

四、体质辨识报告

表 3-35-1   体质辨识结论图表

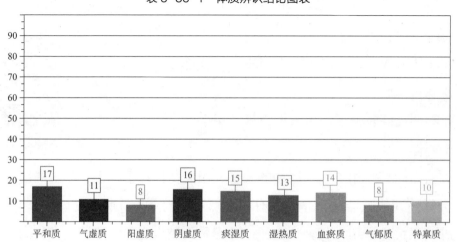

五、体质报告结论：阴虚质兼痰湿质。

六、体质分析

阴虚质：患者眼干，每天需要滴眼药水，口干喜饮水，鼻干，经常流鼻血，皮肤瘙痒；过敏性红斑；有干燥综合征病史，舌红，脉细。

痰湿质：患者大便不畅，排便不爽，粘马桶；舌红，苔厚腻，脉滑。

七、调体方案

早空腹：痰湿质膏方。

晚睡前：阴虚质膏方。

一次1袋（18 g），一日两次，3个月为一周期。

{饮食禁忌}阴虚体质的人宜少食油腻、辛辣、性味温热等易损伤人体阴液的食物，如油炸物、辣椒、花椒、韭菜等；痰湿体质的人宜少食甜黏、油腻、肥甘厚味等容易助湿生痰的食物，如甜饮料、饴糖、李子、石榴、大枣、肥肉等。

{个体化调养建议}起居有常，注意避暑、祛湿；适量户外运动（散步、远足、八段锦、太极拳等）；保持心情愉悦，心境平和；艾灸调理（灸肝俞、肾俞、丰隆、脾俞、阴陵泉等穴位）。

八、复诊

该患者以阴虚质和痰湿质为主，倾向于血瘀质，多次定期复诊均为以上体质；最近一次体质复诊仍以痰湿质为主，倾向于阴虚质，痰湿质和阴虚质数值较最初降低，平和质数值较前升高。

表3-35-2　复查体质辨识结论图表

复诊时间：2024年2月23日

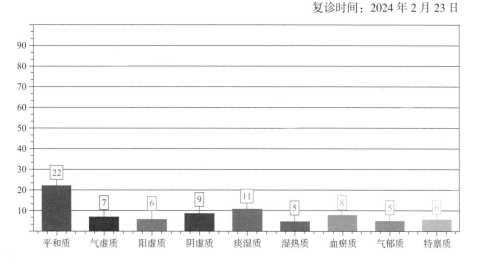

九、疗效反馈

调理 1 个月：

眼干、口干、鼻干情况较前缓解。

调理 1 年：

免疫力较前提高，感冒次数较前减少，病程短；过敏性红斑未再发生；大便改善，目前基本正常；现眼干症状明显减轻，鼻干基本消失，口干好转，喝水次数减少；舌苔厚腻较前明显改善。

反馈视频二维码

十、体会

干燥综合征是一种自身免疫性疾病，病因为燥邪，致病机理是阴虚燥热，病变可累及多个脏腑，出现津亏液竭的综合表现，所以患者表现为眼干、鼻干、口干、皮肤瘙痒等；脾主运化，脾胃气虚，脾失健运，运化水湿乏力，水湿内停，日久聚湿成痰，则生痰湿，故大便不爽，粘马桶，舌苔厚腻等。该患者阴虚质和痰湿质明显，调理上需健脾利湿化痰，滋阴调补肝肾。长期口服阴虚质膏方和痰湿质膏方能有效改善患者症状。体质调理是一个漫长的过程，需要循序渐进，故需长期坚持。

案例 36
阳虚质兼痰湿质

（眼底黄褐斑、肝囊肿、肢体困重）

姓名：王某　　性别：女　　年龄：69 岁　　初诊时间：2023 年 11 月

一、主诉：怕冷、肢体困重半年。

二、**病史资料**：怕冷，畏寒，手心发凉；精神欠佳，肢体困重乏力；经常头痛，每月发作一次，持续时间1周；颈部疼痛；大便干燥，一天排便4~5次；舌淡胖，舌体胖大，苔白腻，脉滑而无力。

三、**西医诊断**：眼底黄褐斑10年，肝囊肿（2022年，大小为7.0 cm×5.0 cm×6.1 cm）。

四、**体质辨识报告**

表 3-36-1　体质辨识结论图表

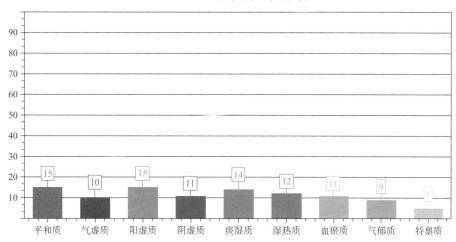

五、**体质报告结论**：阳虚质兼痰湿质。

六、**体质分析**

阳虚质：怕冷，畏寒，手心发凉；舌淡胖，脉无力。

痰湿质：精神欠佳，肢体困重乏力；舌体胖大，苔白腻，脉滑。

七、**调体方案**

早空腹：阳虚质膏方。

晚睡前：痰湿质膏方。

一次1袋（18 g），一日两次，3个月为一周期。

{饮食禁忌}阳虚体质的人宜少食性味寒凉等易损伤人体阳气的食物，如苦瓜、梨、西瓜、河蚌、海螺等；并应少食生食冷食，以避免增加体内的寒气。痰湿体质的人宜少食甜黏、油腻、肥甘厚味等容易助湿生痰的食物，如甜饮料、饴糖、李子、石榴、大枣、肥肉等。

{个体化调养建议}起居有常，避寒祛湿；适度户外运动（散步、远足、八段锦、太极拳等）；保持心情愉悦（听轻快的音乐等）；艾灸调理（灸肾俞、命门、阳陵泉、丰隆等穴位）。

八、复诊

该患者辨识体质总体以阳虚体质为主，倾向于痰湿、血瘀体质较为明显；多次复诊体质有时倾向于阴虚、气虚等虚性体质，所以患者总体呈现虚性体质，故应以补虚为主；最近一次体质辨识阳虚体质及痰湿体质数值较前下降，现倾向于阳虚质兼血瘀质。

表 3-36-2　复查体质辨识结论图表

复诊时间：2024 年 6 月 22 日

平和质	气虚质	阳虚质	阴虚质	痰湿质	湿热质	血瘀质	气郁质	特禀质
17	7	12	8	8	8	9	8	6

九、疗效反馈

调理 1 个周期：

怕冷改善，自觉身体略微发热。

调理 2 个周期：

肢体困重乏力改善，精气神较前改善；头痛发作频率次数减少，现在很少发生，而且发作轻微；手心发凉较前改善；颈椎疼痛情况较前好转；大便情况改善，现在每天排便 1~2 次；眼底黄褐斑改善。2024 年 6 月复查肝囊肿大小为 3.2 cm × 2.6 cm。

经过体质调理后，患者体检变化情况如图 3-36-1：

2022 年 11 月 24 日胸部 CT

* 　检查部位：胸部平扫+QCT　　　　扫描方式：平扫
　　检查日期：2022-11-24　　　　　　报告日期：2022-11-24　10:00:35

影像所见：

胸廓对称，双肺清晰，透光度未见异常，左肺下叶可见条索状高密度影，气管及叶、段支气管未见狭窄、闭塞及扩大，肺门大小、位置未见异常。肺门及纵隔淋巴结无肿大，纵隔未见移位。心脏未见增大，心包未见积液。双侧胸腔未见积液。
肝脏可见类圆形低密度影，大小约7.0cm*5.0cm*6.1cm，其内可见条状高密度影；QCT：T12-L2椎体骨密度BMD及T值分别约57mg/cm3(-4.2)、48.3mg/cm3(-4.5)、47.7mg/cm3(-4.5)，平均骨密度为51mg/cm3；平均T值约-4.38；肝脏脂肪含量均值约8.3%；内脏脂肪面积87.4cm2。

诊断意见：

1、QCT结果：骨质疏松；肝脏脂肪含量轻度脂肪肝；内脏脂肪面积正常。
2、左肺下叶纤维灶。
　　肝脏**囊**性占位灶。

2024 年 6 月 28 日腹部彩超

检查项目：彩色多普勒超声常规检查腹部（体检)(肝、胆、胰、脾)

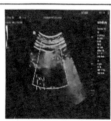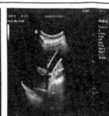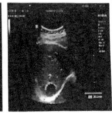

超声所见：
肝脏：肝脏大小未见异常，实质内查见多个无回声团，较大约3.2x2.6cm，边界清楚，形态规则，内未见血流信号。
胆囊：胆囊大小未见异常，壁未见增厚，囊内未见异常回声。肝内、外胆管未见扩张。
胰腺：胰腺形态大小未见异常，实质回声均匀，未见占位，主胰管未见增粗。
脾脏：脾脏形态大小未见异常，实质回声均匀，未见占位。

图 3-36-1　肝囊肿对比

十、体会

该患者阳虚明显，阳虚则阴盛，故畏寒怕冷；阳气虚则气的推动乏力，气不行津；脾主运化，运化水湿，脾虚则运化无力，则生痰湿。湿邪凝滞，缠绵难愈，故痰湿体质的患者需要做好长期调体的准备。该患者定期复诊体质，长期坚持服用阳虚质膏方和痰湿质膏方，身体怕冷、肢体困重乏力、精神欠佳等症状较前明显改善；调理体质的过程中，除了上述两种膏方外，还兼顾服用血瘀质膏方，相辅相成，长期坚持，取得了满意的效果。

反馈视频二维码

案例 37
气虚质兼阳虚质

（过敏性鼻炎、子宫肌瘤、严重失眠）

姓名：文某某   性别：女   年龄：62 岁   初诊时间：2021 年 10 月

一、主诉：失眠伴神疲乏力 3 年。

二、病史资料：严重失眠，入睡困难，易惊醒，醒后难以入睡，常年服用安眠药，最严重时连续半个月没有入睡，自觉精神在崩溃边缘，遂口服安眠药 8 粒，还是无法入睡，又口服 8 粒，共 16 粒，也只睡了几个小时；失眠后情绪不佳，身体状况差；神疲乏力，不愿意与人交流，全身无力，活动后易累；免疫力低下，经常感冒，冬季感冒表现为咳嗽明显；畏寒怕冷；不敢食凉，易腹泻；每年的冬春交际和秋季易打喷嚏、流清涕；舌淡，苔白，脉弱。

三、诊断：过敏性鼻炎；子宫肌瘤；重度失眠；子宫切除术后，胆囊切除术后。

目前用药：舒乐安定片，最多一次性曾服用 16 粒。

四、体质辨识报告

表 3-37-1 体质辨识结论图表

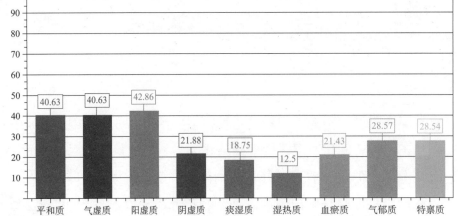

五、体质报告结论：气虚质兼阳虚质。

六、体质分析：根据患者目前主要的失眠病症，考虑阴虚质明显，分析如下：

气虚质：患者神疲乏力，不愿意与人交流，全身无力，活动后易累；免疫力低下，经常感冒，冬季感冒表现为咳嗽明显；脉弱。

阳虚质：畏寒怕冷；不敢食凉，易腹泻；舌淡，苔白，脉弱。

阴虚质：患者严重失眠，入睡困难，易惊醒，醒后难以入睡，常年服用安眠药，最严重的时候连着半个月没有入睡，分次共服用16粒，也只睡了几小时；失眠后情绪不佳，身体状况差。

七、调体方案

早空腹：气虚质膏方。

晚睡前：阴虚质膏方。

一次1袋（18 g），一日两次，3个月为一周期。

{饮食禁忌}气虚体质的人宜少食生冷性凉、油腻厚味、辛辣刺激等容易耗气破气的食物，如冷饮、冰冻食品、薄荷、香菜、胡椒、大蒜、柚子、萝卜、槟榔等；阴虚体质的人宜少食油腻、辛辣、性味温热等易损伤人体阴液的食物，如油炸物、辣椒、花椒、韭菜等。

{个体化调养建议}起居有节，注意避暑、避寒；适度运动（散步、太极拳、八段锦等）；保持心情愉快舒畅（下棋、聊天、听轻快的音乐等）。

八、复诊

该患者以气虚质和阳虚质为主，调理后多次复诊体质，则以平和质为主，而倾向于阳虚质、血瘀质、痰湿质；最近一次复诊体质仍以平和质为主，而倾向于气虚质、阳虚质、气郁质，平和质数值较前升高，气虚质、阳虚质数值较前下降。

表3-37-2　复查体质辨识结论图表

复诊时间：2024年3月19日

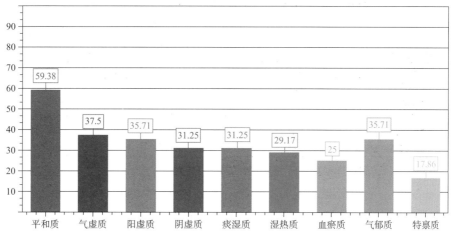

九、疗效反馈

调理 3 个月：

睡眠质量较前稍有改善，入睡快。

坚持调理至今：

睡眠较前明显好转，目前睡眠时间为 5~6 小时，未再口服安眠药；免疫力提高，感冒次数明显减少，且症状较轻；过敏性鼻炎近两年都没有复发；精神较前明显改善，走路有劲，愿意出门游玩。

患者最初因失眠前来体质调理，却意外改善了免疫力和鼻炎情况；胆固醇、甘油三酯和低密度脂蛋白等血脂指标也较前有所改善。

体检指标变化如图 3-37-1 所示：

2022 年 5 月 31 日：总胆固醇 7.89 mmol/L↑（3.9~6.0 mmol/L）；甘油三酯 2.39 mmol/L↑（0.57~1.7 mmol/L）；低密度脂蛋白 4.69 mmol/L↑（0~3.3 mmol/L）。

2023 年 2 月 22 日：总胆固醇 5.50 mmol/L（3.9~6.0 mmol/L）；甘油三酯 1.23 mmol/L（0.57~1.7 mmol/L）；低密度脂蛋白 3.95 mmol/L↑（0~3.3 mmol/L）。血脂中总胆固醇、甘油三酯较前恢复正常，低密度脂蛋白较前降低。

血脂（空腹）

项目名称	体检结果	状态	参考值	单位
*总胆固醇	7.89		3.9-6.0	mmol/L
*甘油三酯	2.39		0.57-1.7	mmol/L
高密度脂蛋白胆固醇	2.27		-	mmol/L
低密度脂蛋白胆固醇	4.69		0-3.3	mmol/L
极低密度脂蛋白胆固醇	0.93		0-1.5	mmol/L

小结：
1、*总胆固醇：7.89 mmol/L（参考范围：3.9-6.0）↑
2、高密度脂蛋白胆固醇：2.27 mmol/L（参考范围：-）
3、低密度脂蛋白胆固醇：4.69 mmol/L（参考范围：0-3.3）↑
4、*甘油三酯：2.39 mmol/L（参考范围：0.57-1.7）↑

审核日期：2022-05-31   检查者：▇▇

血脂（空腹）

项目名称	体检结果	状态	参考值	单位
*总胆固醇	5.50		3.9-6.0	mmol/L
*甘油三酯	1.23		0.57-1.7	mmol/L
高密度脂蛋白胆固醇	1.21		1.06-1.94	mmol/L
低密度脂蛋白胆固醇	3.95	↑	0-3.3	mmol/L
极低密度脂蛋白胆固醇	0.34		0-1.5	mmol/L

小结：1、低密度脂蛋白胆固醇：3.95 mmol/L（参考范围：0-3.3）↑

审核日期：2023-02-22   检查者：▇▇

表 3-37-1　血脂对比

反馈视频二维码

十、体会

该患者气虚质和阴虚质症状明显，故优先考虑调理气虚质和阴虚质，同时兼顾阳虚质和特禀质；阴虚则阳亢，虚火内生，阳不入阴，扰动心神，心火亢盛，阴血不足，心失所养，故失眠严重；气虚则卫外无力，肌表不固，而易汗出、易感冒；气虚则四肢肌肉失养，周身倦怠乏力等。该患者首先应补气滋阴，使用气虚质膏方和阴虚质膏方可有效缓解患者症状。长期坚持体质调理，身体情况定能得到很大改善。

案例 38
痰湿质兼血瘀质

（耳鸣、耳聋、高血压、胆结石、下肢静脉曲张）

姓名：吴某某　　性别：女　　年龄：79 岁　　初诊时间：2019 年 7 月

一、主诉：听力障碍数年，咳痰、心前区疼痛 2 月余。

二、病史资料：听力障碍，依靠助听器，与人交流困难，伴有耳鸣；痰多，黄痰，不易咳出，口干；心前区阵性疼痛；右膝关节疼痛，上、下楼时疼痛明显；精神状态差，神疲乏力；食欲欠佳，偶有反酸、烧心、胃胀；下肢静脉曲张、胀痛；睡眠差，易醒，醒后难以入睡；舌淡，舌体胖大，边有齿痕，苔白腻，脉滑。

三、西医诊断：耳鸣、耳聋；高血压；胆结石；下肢静脉曲张；慢性胃炎；肾结石；骨质疏松，关节炎；半月板撕伤（2018 年）。

四、体质辨识报告

表 3-38-1　体质辨识结论图表

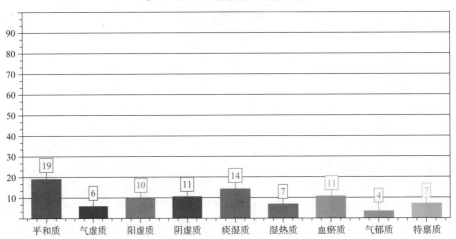

五、体质报告结论：痰湿质兼血瘀质。

六、体质分析

痰湿质：痰多，黄痰，不易咳出；食欲欠佳，偶有反酸、烧心、胃胀；舌体胖大，边有齿痕，苔白腻，脉滑。

血瘀质：耳鸣、耳聋数年；心前区阵性疼痛；右侧膝关节疼痛，上、下楼时疼痛明显；既往有胆结石，肾结石，半月板撕伤（2018 年）；下肢静脉曲张。

七、调体方案

早空腹：痰湿质膏方。

晚睡前：血瘀质膏方。

一次 1 袋（18 g），一日两次，3 个月为一周期。

{饮食禁忌}痰湿体质的人宜少食油腻、甜黏、肥甘厚味等容易助湿生痰的食物。血瘀体质的人宜少食生冷、寒凉、酸涩等容易凝滞血脉的食物。

{个体化调养建议}起居有常，祛寒避湿；保持乐观心态（听愉快的轻音乐等）；加强户外运动（太极剑、五禽戏、八段锦、太极拳等）。

八、复诊

该患者多次辨识体质均以痰湿体质以及血瘀体质为主，定期复诊倾向于阴虚、气虚、特禀体质，近半年患者未复诊，但根据患者最近的体质复诊结果可以看出患者平和质数值较前升高，痰湿体质较前改善，目前体质在向好的方向转变。

表 3-38-2　复查体质辨识结论图表

复诊时间：2023 年 12 月 12 日

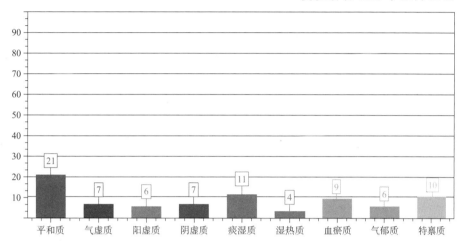

平和质	气虚质	阳虚质	阴虚质	痰湿质	湿热质	血瘀质	气郁质	特禀质
21	7	6	7	11	4	9	6	10

九、疗效反馈

调理 1 个周期：

咳痰基本消失。

调理 2 个周期：

右膝关节疼痛明显改善。

调理 3 个周期：

耳鸣情况缓解；听力明显提升，日常生活不依靠助听器，可正常与人交流。

反馈视频二维码

坚持调理至今：

精神状态提升，自觉中气十足；脾胃功能提升；睡眠质量提升；口干情况好转；心前区阵性疼痛改善，血压平稳；静脉曲张症状有所改善。

十、体会

"脾为生痰之源，肺为贮痰之器"，脾主运化，脾气虚弱则运化失常，水湿停聚，津液输布不利，则生痰湿，同时湿气重浊凝滞，阻塞气血流通，故血脉不通，不通则痛，而生血瘀。坚持体质调理，长期口服痰湿质膏方和血瘀质膏方以健脾利湿降浊、活血化瘀止痛，有效改善患者精神状况、乏力、疼痛等症状。患者在调理到第三个周期后，耳鸣、耳聋等到了显著改善，能摆脱助听器，这充分证明体质是全身病症的根本，病症是枝叶，体质改善方为治本之道。

案例 39

痰湿质兼气虚质

（心绞痛频发、下肢水肿）

姓名：吴某某　　　性别：女　　　年龄：64 岁　　　初诊时间：2018 年 7 月

一、**主诉**：心绞痛频发，下肢水肿 40 余年。

二、**病史资料**：心绞痛频发，一年发作 3~5 次，发作时每天疼痛 5~6 次，表现为胸前区至四周放射性疼痛，病程需 1 周；下肢水肿明显，沉重无力；血压控制不稳定，紧张时收缩压血压达 140~150 mmHg；睡眠质量差，曾彻夜难眠，易醒，每小时醒 1 次，几乎无深度睡眠；情绪不佳，急躁易怒，经常一个人待着，少言懒动；手脚怕冷；面色无华，易疲劳乏力；手指、左脚及脚踝麻木；便秘，3~4 天排便 1 次，大便干燥难解；舌淡，舌体胖大，苔白腻，脉滑而无力。

三、**西医诊断**：冠心病，心绞痛；高血压；便秘；失眠；脂肪肝；骨质疏松，骨质增生；脑供血不足（车祸 3 次，中毒性休克 1 次，大手术 2 次）。

四、**体质辨识报告**

表 3-39-1　体质辨识结论图表

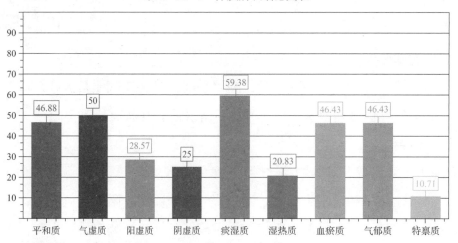

五、**体质报告结论**：痰湿质兼气虚质。

六、**体质分析**

痰湿质：下肢水肿明显，沉重无力；睡眠质量差，甚至彻夜难眠；舌体胖大，苔白腻，脉滑。

气虚质：心绞痛频发，表现为从胸前区至四周放射性疼痛；面色无华，易疲劳乏力；少言懒动；舌淡，脉无力。

七、调体方案

早空腹：气虚质膏方。

晚睡前：痰湿质膏方。

一次 1 袋（18 g），一日两次，3 个月为一周期。

{饮食禁忌} 痰湿体质的人宜少食甜黏、油腻、肥甘厚味等容易助湿生痰的食物，如甜饮料、饴糖、李子、肥肉等；气虚体质的人宜少食生冷性凉、油腻厚味、辛辣刺激等容易耗气破气的食物，如冷饮、冰冻食品、薄荷、香菜、萝卜等。

{个体化调养建议} 起居有节，避寒祛湿；适度运动（散步、八段锦、太极拳等）；保持心境平和，心情愉快。

八、复诊

该患者体质总体以痰湿质为主，兼夹气虚质、血瘀质、气郁质，定期复诊体质，患者痰湿质数值较前逐步降低，气虚质、血瘀质等体质数值较前降低。

表 3-39-2　复查体质辨识结论图表

复诊时间：2024 年 4 月 17 日

九、疗效反馈

调理 2 年：

目前血压控制良好，血压维持在（130~140）/70 mmHg；心绞痛症状较前明显改善；面色较前红润。

调理 3 年：

精神状态提升；手脚不凉；情绪较前好转，性格较前开朗，喜欢外出。

反馈视频二维码

调理至今：

近两年心绞痛未再发作；大便顺畅，现在每天排便 1~2 次，黄色成形；睡眠质量提升，现在能正常入睡。

慢病调理后：

下肢水肿较前缓解，行走有力；手指无明显麻木感。

十、体会

该患者主要为心绞痛频发，属于中医"胸痹"范畴，本病证的发生多与寒邪内侵、饮食失调、情志失节、劳倦内伤、年迈体虚等因素有关。该患者为老年女性，年过半百，肾气自半，精血渐衰，肾阳虚衰，不能鼓舞五脏之阳，而手脚怕冷；肾阴亏虚，不能润养五脏，心脉失于温养而发为胸痹；且气虚则气的推动无力，血行不畅，血脉凝滞，血脉不通，不通则痛，故亦可致胸痹。气虚质膏方能补气、益气健脾，有效改善气虚所致的症状，可配合血瘀质膏方间断使用，效果更佳。而痰湿内盛，困厄清阳，心失所养，故失眠等，口服痰湿质膏方能健脾化湿、宁心安神，可有效改善睡眠差等症状。总之，长期坚持体质调理，一定会获得满意的效果。

案例 40
痰湿质兼血瘀质

（高血压、糖尿病、高脂血症、下肢静脉曲张）

姓名：向某某　　性别：女　　年龄：74 岁　　初诊时间：2019 年 10 月

一、主诉： 发现下肢静脉曲张 10 余年，高血压 30 余年。

二、病史资料： 自觉身体困重，腹部肥大，可见皮肤下瘀斑，偶有皮肤干、口干，喜饮水，有时大便干燥，排便不畅；血压控制不佳，波动在 160/（70~80）mmHg，血糖不稳定；舌暗红，苔黄厚腻，脉弦滑。

三、西医诊断：下肢静脉曲张；高血压；糖尿病；高脂血症。

目前用药：替米沙丁等三种降压药（具体不详）；胰岛素优必林 60 U/d；阿托伐他汀。

四、体质辨识报告

表 3-40-1 体质辨识结论图表

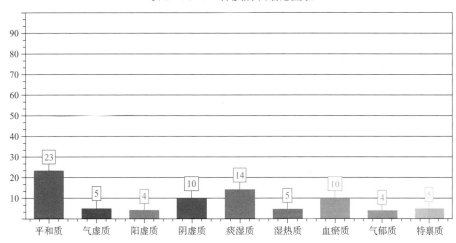

五、体质报告结论：痰湿质兼血瘀质。

六、体质分析

痰湿质：自觉身体困重，腹部肥大，苔黄厚腻，脉滑。

血瘀质：可见皮肤下瘀斑，血压控制不佳，波动在 160/（70~80）mmHg，血糖控制不稳定；既往有下肢静脉曲张病史，舌暗红，脉弦。

七、调体方案

早空腹：痰湿质膏方。

晚睡前：血瘀质膏方。

一次 1 袋（18 g），一日两次，3 个月为一周期。

{饮食禁忌}痰湿体质的人宜少食甜黏、油腻、肥甘厚味等容易助湿生痰的食物；血瘀体质的人宜少食生冷、寒凉、酸涩等容易凝滞血脉的食物。

{个体化调养建议}起居有常，祛寒避湿；加强户外运动（爬山、旅游、太极拳、五禽戏等）；保持心情愉悦。

八、复诊

该患者以痰湿质和血瘀质为主，经调理，定期复诊体质多次以平和质为主，倾向于气虚质、阴虚质，该患者最近一次体质辨识痰湿质和血瘀质的数值较前降低。

表 3-40-2　复查体质辨识结论图表

复诊时间：2024 年 3 月 29 日

平和质	气虚质	阳虚质	阴虚质	痰湿质	湿热质	血瘀质	气郁质	特禀质
20	7	5	9	11	6	9	7	5

九、疗效反馈

调理半年：

① 目前三种血压药已停服，血压稳定在（110~120）/（60~70）mmHg。

② 胰岛素用量减半，目前优必林 30 U/d，空腹血糖 6 mmol/L 左右。

③ 降脂药减量至目前停药，血脂指标正常。

④ 下肢静脉曲张消失。

反馈视频二维码

十、体会

该患者有高血压、糖尿病、高脂血症等多种慢性病，调理近半年患者收获颇丰：慢性病口服西药减少甚至停服，目前血压稳定，血糖胰岛素减量后，血糖控制尚可，血脂基本正常，且下肢静脉曲张消失；通过使用痰湿体质膏方和血瘀体质膏方，定期复诊，及时调整调体方案，让患者身体得到了很大改善。体质调理能有效改善各种慢性病、缓解身体症状，但需长期坚持才能取得满意效果。

案例 41
气虚质兼痰湿质兼阴虚质

（脑梗死、失眠、顽固性便秘、子宫肌瘤、下肢无力）

姓名：熊某某　　性别：女　　年龄：61 岁　　初诊时间：2023 年 6 月

一、**主诉**：术后头晕、下肢无力 4 年余。

二、**病史资料**：2019 年胆结石手术后出现耳石症、前庭腺功能失调，头晕明显，如坐舟船，严重时连坐地铁都自觉头晕，基本无法出门；下肢无力，走路时驼背，行走不稳；疲劳乏力、胸闷、气短；潮热、盗汗；眼干，皮肤干燥瘙痒；痰多；手脚发凉，双手臂麻木；面部黄褐斑较多；睡眠质量较差，频繁转醒，早醒，梦多；大便干结、便硬，大便难解，数日一行；舌红，苔少微腻，脉弦。

三、**西医诊断**：脑梗死；失眠；顽固性便秘；子宫肌瘤；高血压；动脉硬化；慢性胃炎；先天性心脏病 / 右心室室缺修补术（1993 年）；胆结石手术（2019 年）。

四、**体质辨识报告**

表 3-41-1　体质辨识结论图表

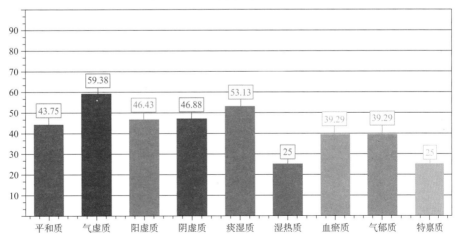

五、**体质报告结论**：气虚质兼痰湿质兼阴虚质。

六、**体质分析**

气虚质：下肢无力，走路时背驼，行走不稳；疲劳乏力、胸闷、气短。

痰湿质：头晕，如坐舟船，痰多，苔微腻。

阴虚质：潮热、盗汗；眼干，皮肤干燥瘙痒；顽固性便秘；舌红，苔少。

七、调体方案

早空腹：气虚质膏方。

晚睡前：阴虚质膏方。

一次 1 袋（18 g），一日两次，3 个月为一周期。

{饮食禁忌}气虚体质兼阴虚体质的人宜少食生冷性凉、油腻厚味、辛辣刺激、性味温热等容易耗气破气、损伤人体阴液的食物；兼顾少食甜黏、肥甘厚味等易助湿生痰的食物。

{个体化调养建议}起居有常，适度户外运动（散步、太极拳、八段锦等），保持心情愉悦（听轻快的音乐等）。

八、复诊

该患者大体以阴虚体质为主，兼夹或倾向于气虚、痰湿、血瘀体质。通过长期体质调理，目前以平和质为主，倾向于阴虚、痰湿等体质。最近一次体质复诊提示，该患者平和质数值明显升高，而偏颇体质数值较前下降明显。

表 3-41-2　复查体质辨识结论图表

复诊时间：2024 年 5 月 10 日

九、疗效反馈

调理 1 个月：

头晕有所缓解；大便有所改善，现排便规律，1 次 / 天、黄色成形大便。

调理 1 个周期：

睡眠质量较前轻微改善，无入睡困难、早醒、醒后难入睡，睡眠时间达 3 小时；汗多情况好转。

调理 4 个月：

痰多情况改善。

调理 2 个周期：

精神状态提升；气短、潮热改善；下肢无力明显好转；情绪好转；皮肤干燥、瘙痒现象改善。

调理 3 个周期：

眼干、胸闷改善；手脚凉情况好转；双手臂麻木好转；头晕较前好转，现在坐车不晕，可以出远门；睡眠时间达 4 小时；精气神足，家人也说患者现在面部黄褐斑减少、面部有光泽。

反馈视频二维码

十、体会

该患者气阴两虚，长期坚持服用气虚质膏方和阴虚质膏方，能有效改善患者头晕、气短、潮热盗汗、皮肤干燥以及睡眠、大便等气阴两虚的症状。同时脾主运化，运化体内水湿，脾气亏虚则运化无力，而生痰湿，兼顾痰湿体质膏方的调理，能取得更好的效果。该患者通过一年的体质调理，目前身体情况有了明显改善，对体质膏方的效果很满意。

案例 42

痰湿质兼气虚质

（类风湿性关节炎、子宫肌瘤、乳腺增生、高血压）

姓名：杨某某　　性别：女　　年龄：62 岁　　初诊时间：2020 年 4 月

一、主诉：头晕伴疲劳乏力 20 余天。

二、病史资料：头晕、头昏，心慌、胸闷、胸前区针刺样疼痛；口干、口苦；容易疲劳乏力，走路气短；睡眠质量差，夜尿 3 次；皮肤干燥，面部色斑明显，面部水肿；烦躁易怒，心情抑郁；脚踝肿胀；舌淡，舌体胖大，边有齿痕，苔白腻，脉滑弱。

三、西医诊断：类风湿性关节炎；子宫肌瘤；乳腺增生；高血压；高血脂；过敏性鼻炎；骨质疏松；阑尾切除术后。

四、体质辨识报告

表 3-42-1　体质辨识结论图表

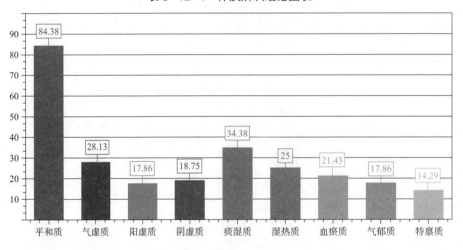

五、体质报告结论：痰湿质兼气虚质。

六、体质分析

痰湿质：头晕、头昏，心慌、胸闷；面部浮肿；脚踝肿胀；痰气郁结，则易生肌瘤、乳腺增生等，舌淡，舌体胖大，边有齿痕，苔白腻，脉滑。

气虚质：患者容易疲劳乏力，走路气短，舌淡，苔白，脉弱。

七、调体方案

早空腹：气虚质膏方。

晚睡前：痰湿质膏方。

一次 1 袋（18 g），一日两次，3 个月为一周期。

{饮食禁忌}痰湿体质的人宜少食甜黏、油腻、肥甘厚味等容易助湿生痰的食物，如甜饮料、饴糖、李子、石榴、大枣、肥肉等；气虚体质的人宜少食生冷性凉、油腻厚味、辛辣刺激等容易耗气破气的食物，如冷饮、冰冻食品、薄荷、香菜、胡椒、大蒜、柚子、萝卜、槟榔等。

{个体化调养建议}起居有常；适度运动（散步、远足、太极拳、八段锦等），配合气功锻炼，同时保持心情愉悦。

八、复诊

该患者以平和质为主，兼夹痰湿质、气虚质，倾向于湿热质、血瘀质，定期多次复诊体质，多为平和质，近期几次复诊体质则倾向于痰湿、特禀体质，最近一次复诊体质仍以平和质为主，而倾向于气郁质和血瘀质；该患者总体上是以平和质为主的。

表 3-42-2　复查体质辨识结论图表

复诊时间：2024 年 4 月 28 日

九、疗效反馈

患者精神状态好，口干明显消失；易疲劳症状明显改善，无明显气短；头晕、头昏、心慌、胸闷、心间针刺样疼痛等症状消失；食欲正常，心情好转；面部水肿、脚踝肿胀消失；睡眠较前明显改善，睡眠时间为 6~7 小时；皮肤状态有改善、斑点淡化；心脏功能好转；血压稳定维持在（130~140）/（70~80）mmHg，降压药逐渐减少，调理半年后减半，后又减为 1/6 粒，从 2023 年 5 月至今再未服用降压药；类风湿关节炎从 2021 年起未再复发。

反馈视频二维码

十、体会

患者体质不断变化、反复，需要根据患者定期复诊的体质结果进行调整体质膏方方案，该患者初期口服气虚质膏方和痰湿质膏方，益气健脾化湿；后更换血瘀质膏方、湿热质膏方、特禀质膏方等膏方，及时对症调整。患者定期复诊，目前症状较前明显改善，通过长期体质调理，患者高血压、类风湿性关节炎等慢性疾病也得到了很大改善，口服药物减量，这也增加了患者继续进行体质调理的信心。体质调理是一个漫长的过程，只要坚持，一定会有所收益。

案例 43

气虚质兼气郁质

（肺部分切除术后、失眠、慢性阻塞性肺疾病、高血压）

姓名：尹某某　　性别：女　　年龄：68 岁　　初诊时间：2023 年 8 月

一、**主诉**：肺部分切除术后寐差 7 年。

二、**病史资料**：7 年前患者行肺部分切除术，术后感全身不适、疲乏、活动后易累，夜间翻身时气紧，平素急躁易怒；睡眠质量不佳，睡眠时间为 5 小时，需口服酒石酸唑吡坦片 1.5~2 片入睡，易惊醒，夜间口干，夜尿 6~8 次，醒后难以入睡；面色晦暗，皮肤发青；手臂发冷疼痛；大便稀，夹有不消化食物。舌红，苔白，脉弱。

三、**西医诊断**：肺部分切除术后；失眠；慢性阻塞性肺病；高血压。

目前用药：酒石酸唑吡坦片 1.5~2 片。

四、体质辨识报告

表 3-43-1 体质辨识结论图表

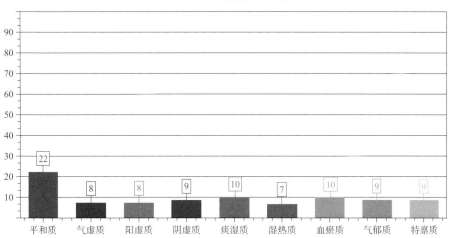

五、体质报告结论：痰湿质兼血瘀质。

六、体质分析

根据患者当前症状，考虑从以下两种体质开始调理。

气虚质：术后全身不适、疲乏、活动后易累；夜间翻身时气紧；大便稀，夹有不消化食物；舌红，苔白，脉弱。

气郁质：平素急躁易怒；睡眠质量不佳，睡眠时间为 5 小时，需口服酒石酸唑吡坦片 1.5~2 片入睡，易惊醒；夜间口干，夜尿 6~8 次，醒后难以入睡；面色晦暗，皮肤发青。

七、调体方案

早空腹：气虚质膏方。

晚睡前：气郁质膏方。

一次 1 袋（18 g），一日两次，3 个月为一周期。

{饮食禁忌} 气虚体质的人宜少食生冷性凉、油腻厚味、辛辣刺激等容易耗气破气的食物，如冷饮、冰冻食品、薄荷、香菜、胡椒、大蒜、柚子、萝卜、槟榔等。气郁体质的人宜少食具有收敛酸涩之性等容易加重气郁表现的食物，如石榴、杨桃、柠檬、乌梅、酸枣等。

{个体化调养建议} 起居有常；适度运动（散步、太极拳、八段锦等）；保持心境平和、情绪稳定、心情愉悦。

八、复诊

该患者经调理，定期复诊，主要以血瘀、痰湿体质为主。最近一次复诊体质提示以平和质为主，倾向于阳虚、血瘀、痰湿体质，总体上血瘀体质数值较前降低。

表 3-43-2　复查体质辨识结论图表

复诊时间：2024 年 6 月 28 日

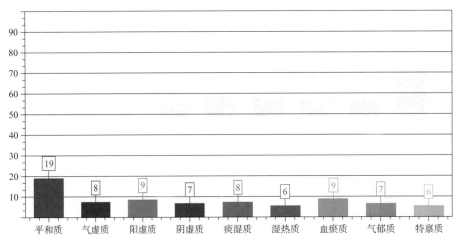

九、疗效反馈

调理 1 个周期：

睡眠质量提升，目前入睡较好，未再服用安眠药物；当前情绪平和，不易生气。

反馈视频二维码

慢病管理调理至今：

睡眠质量再次提升，以前从来睡不着午觉，表现为很想睡但是睡不着，现在每天中午都能午睡 1 个小时左右，睡醒后自觉非常舒适；夜尿减少，现为 3~4 次，且口干明显改善；肤色改善，肤色较前红润有光泽；手臂发冷疼痛感觉消失；几十年不成形的大便现在成形，基本正常。

十、体会

该患者以气虚、气郁症状明显，体质辨识虽痰湿质及血瘀质明显，但结合当前患者症状，应优先改善患者气虚、气郁，口服气虚质膏方和气郁质膏方，当乏力、急躁易怒等症状改善后，对患者在调理体质的基础上，又增加了一人一方的慢病膏方，标本兼治，效果更佳。患者反馈，目前症状改善十分明显，对长期体质调理更加有信心。

案例 44
阳虚质兼气虚质

（低血压、贫血、白细胞减少、骨质疏松、怕冷、失眠）

姓名：张某某　　性别：女　　年龄：62 岁　　初诊时间：2020 年 6 月

一、主诉：怕冷 4 年余。

二、病史资料：精神欠佳，畏寒怕冷，偶手脚发凉，食凉的后易腹泻；偶疲劳乏力、气短；偶有眼干；神情淡漠；睡眠差，回青海时睡不着，高原反应特别严重；食欲差；头晕、头痛，头重脚轻，如踩棉花；从小体质差，经常生病住院，病情均较重，需每天口服中药治疗；舌淡胖，苔白，脉细。

三、西医诊断：低血压，贫血；白细胞减少；骨质疏松；阑尾切除术后（1996 年）；腰椎间盘突出症（2020 年 1 月）。

四、体质辨识报告

表 3-44-1　体质辨识结论图表

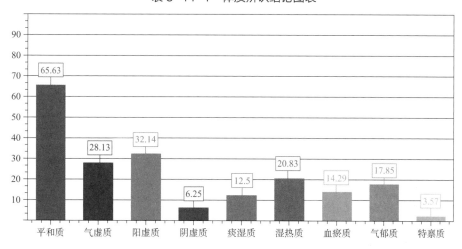

五、体质报告结论：阳虚质兼气虚质。

六、体质分析

阳虚质：精神欠佳，畏寒怕冷，偶手脚发凉，食凉的后易腹泻；舌淡胖，苔白，脉细。

气虚质：患者偶疲劳乏力、气短；睡眠差，回青海时睡不着，高原反应特别严重；食欲差；头晕、头痛，头重脚轻，如踩棉花；从小体质差，经常生病住院，病情均较重，又查不出具体原因（具体不详），需每天口服中药治疗；舌淡，苔白，脉细。

七、调体方案

早空腹：气虚质膏方。

晚睡前：阳虚质膏方。

一次 1 袋（18 g），一日两次，3 个月为一周期。

{饮食禁忌}阳虚体质的人宜少食性味寒凉等易损伤人体阳气的食物，宜少食生食冷食，以避免增加体内的寒气；气虚体质的人宜少食生冷性凉、油腻厚味、辛辣刺激等容易耗气破气的食物。

{个体化调养建议}起居有常，避风寒；适度运动（散步、太极拳、五禽戏等）；保持心情愉悦（下棋、听欢快的音乐等）。

八、复诊

初诊时，该患者以平和质为主，兼夹阳虚质，倾向于血瘀质；经调理，多次复诊体质均以平和质为主，倾向于阳虚质、气郁质、痰湿质、气虚质；最近一次复诊体质，患者阳虚质反复，且数值较前有所上升。

表 3-44-2　复查体质辨识结论图表

复诊时间：2024 年 5 月 13 日

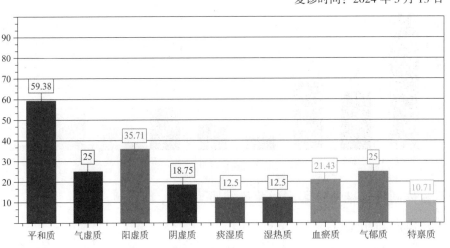

九、疗效反馈

调理 3 天：

精神状态较前改善；纳食可。

调理 1 个周期：

睡眠质量较前好转；再回青海时睡眠好，无明显高原反应。

反馈视频二维码

调理至今：

整个身体状态有明显提升。

十、体会

该患者以阳虚质和气虚质为主，夹杂血瘀质的表现，考虑主要为先天禀赋不足，体质虚弱；中医认为"肾为先天之本，脾胃为后天之本、气血生化之源"，所以肾阳虚，阳虚则阴盛，无以温煦脾胃，导致脾胃虚弱，故食欲差，食冷腹泻；肾阳虚，肾阳不能温养心阳，心失所养，心阳不足，心主神明的功能减弱，故睡眠差等。对于先天禀赋不足的人需健脾补肾、益气养血，而阳虚质膏方和气虚质膏方能益气健脾，温补肾阳，可有效改善患者症状。体质调理需要长期坚持、定期复诊、及时调整调理方案，方能取得更好效果。

案例 45
湿热质兼血瘀质

（冠心病、高脂血症、脂溢性脱发）

姓名：张某某　　性别：男　　年龄：73 岁　　初诊时间：2020 年 11 月

一、**主诉**：皮肤油脂分泌旺盛、老年斑增多 1 年余。

二、**病史资料**：皮肤油脂分泌旺盛，表现为面部油光满面，头部油脂分泌多，睡觉时汗多、油腻，枕巾发黄，脂溢性脱发，伴白发多；面色晦暗，面部老年斑色深；酒糟鼻；大便不成形，排便不畅，大便粘马桶；舌红，苔黄腻，脉弦滑。

三、**西医诊断**：冠心病；高脂血症；脂溢性脱发。

四、体质辨识报告

表 3-45-1　体质辨识结论图表

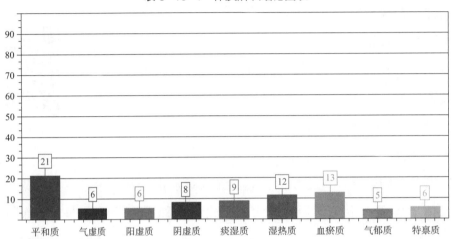

五、体质报告结论：湿热质兼血瘀质。

六、体质分析

湿热质：患者皮肤油脂分泌旺盛，表现为面部油光满面，头部油脂分泌多，睡觉时汗多、油腻，枕巾发黄，脂溢性脱发，伴白发多；酒糟鼻；大便不成形，排便不畅，大便粘马桶；舌红，苔黄腻，脉滑。

血瘀质：患者面色晦暗，面部老年斑色深；既往有心脏病、高脂血症；脉弦。

七、调体方案

早空腹：湿热质膏方。

晚睡前：血瘀质膏方。

一次 1 袋（18 g），一日两次，3 个月为一周期。

{饮食禁忌}湿热体质的人宜少食辛辣燥烈、大热大补、易助长人体湿热的食物，同时宜戒烟戒酒；血瘀体质的人宜少食生冷、寒凉、酸涩等容易凝滞血脉的食物，如冷饮、冰冻食品、绿豆、梨、柿子、田螺等。

{个体化调养建议}起居有常，戒烟戒酒，避暑避湿；避免过度疲劳；保持二便通畅；适度运动（散步、太极拳、八段锦等）；保持心情舒畅，克制情绪（多听轻音乐、参加社区活动等）。

八、复诊

初诊时，该患者总体以血瘀质、湿热质为主；经调理，定期复诊体质，主要以平和质为主，倾向于阴虚质、痰湿质，但以偏湿热质、血瘀质的情况多见；最近一次复诊体质，湿热质、血瘀质数值较初均有下降。

表 3-45-2　复查体质辨识结论图表

复诊时间：2024 年 4 月 6 日

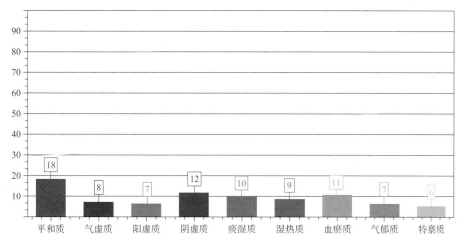

平和质 18、气虚质 8、阳虚质 7、阴虚质 12、痰湿质 10、湿热质 9、血瘀质 11、气郁质 7、特禀质 6

九、疗效反馈

患者皮肤油脂分泌旺盛情况改善、面部出油好转；脱发部位长出细绒的毛发，两侧白发转黑；大便不成形情况改善；酒糟鼻基本消失；面色较前红润，老年斑淡化。

反馈视频二维码

十、体会

该患者体质以湿热质和血瘀质明显，湿热和血瘀互为因果，湿热主要表现为肝胆湿热，如湿热久不去除，湿热内蕴，阻塞血脉，可致血瘀；而血瘀则脉络不通，血行不畅，湿热之邪更难以去除，又致湿热积聚。同时湿性黏滞，所致疾病往往缠绵难愈，故湿热质和血瘀质同时存在的患者，调体过程均较长，需长期口服体质膏方方能取得满意的效果。

案例 46
阳虚质兼阴虚质兼血瘀质

（甲状腺切除术后、高血压、糖尿病、怕冷）

姓名：张某某　　　性别：女　　年龄：75 岁　　初诊时间：2020 年 3 月

一、主诉：怕冷，乳房疼痛半年。

二、病史资料：畏寒怕冷，手脚发凉，表现为夏季不敢穿裙子，食冷则胃部不适；口干明显，不出汗，心累；乳腺增生，伴有疼痛；白发多，发量减少；舌淡，苔白，有瘀点，脉弦而无力。

三、诊断：高血压；糖尿病；贫血；乳腺增生；甲状腺切除术后（2014 年）。

四、体质辨识报告

表 3-46-1　体质辨识结论图表

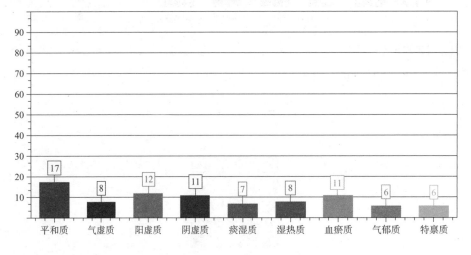

五、体质报告结论：阳虚质兼阴虚质兼血瘀质。

六、体质分析

阳虚质：患者畏寒怕冷，手脚发凉，表现为夏季不敢穿裙子，食冷则胃部不适；舌淡，苔白，脉无力。

阴虚质：患者口干明显，不出汗，心累；白发多，发量减少。

血瘀质：患者乳腺增生，伴有疼痛；既往甲状腺切除术后，舌有瘀点，脉弦。

七、调体方案

早空腹：阳虚质膏方。

晚睡前：阴虚质膏方。

一次 1 袋（18 g），一日两次，3 个月为一周期。

{**饮食禁忌**}阳虚、血瘀体质的人宜少食性味寒凉等易损伤人体阳气、凝滞血脉的食物；阴虚体质的人宜少食油腻、辛辣、性味温热等易损伤人体阴液的食物，如油炸物、辣椒、花椒、韭菜等。

{**个体化调养建议**}起居有常，避风寒；适量运动，如太极站桩；调畅情志，保持心情舒畅。

八、复诊

该患者初诊时以阳虚质和阴虚质为主，兼夹血瘀质；经调理，多次复诊以平和质为主，而倾向于阳虚质、血瘀质、痰湿质、气虚质；最近一次复诊体质，患者平和质数值较初有所上升，阳虚、阴虚质数值较前降低，目前以血瘀质为主，整体体质在向好的方向转变。

表 3-46-2　复查体质辨识结论图表

复诊时间：2024 年 5 月 23 日

九、疗效反馈

调理 3 个月：

目前汗出正常；手脚发凉情况较前稍有缓解。

调理 2 个周期：

乳腺增生所致的疼痛较前改善。

调理 1 年：

反馈视频二维码

怕冷情况明显好转，目前夏季能穿裙子了，且不易感冒；口干现象改善；心累情况明显好转；头发变黑、发量较前增加。

十、体会

该患者阳虚质和阴虚质两种体质明显，兼夹血瘀质，目前优先调理患者的虚性体质，提升患者正气，所谓"正气存内，邪不可干"，只要正气足，想要调理好血瘀质也更容易。患者口服阳虚质膏方和阴虚质膏方，经反馈症状较前明显改善，但体质调理是一个漫长的过程，需要长期坚持服用体质膏方，定期复诊体质，及时调整调体方案，才能更为有效地改善患者体质。

案例 47

阴虚质兼血瘀质

（冠心病、心肌缺血、动脉硬化、高脂血症、甲状腺囊肿）

姓名：赵某某　　性别：女　　年龄：65 岁　　初诊时间：2023 年 10 月

一、主诉： 寐差、便秘 1 年。

二、病史资料： 睡眠差，易醒，夜尿次数多，5~6 次 / 晚；精神委顿，疲劳乏力，面色无华；气短明显，活动后明显；怕冷；皮肤偶见散在瘀斑；口干、口苦明显；关节疼痛；大便干结，黏滞不爽；彩超检查右侧甲状腺囊肿 3.9 mm × 2.6 mm；舌红，苔白厚腻，舌下脉络色深，脉弦细。

三、西医诊断： 冠心病，心肌缺血；动脉硬化；高脂血症；甲状腺囊肿；脑供血不足；胃溃疡；顽固性便秘；失眠；骨质疏松；低钾血症；肺癌（2022年）；子宫肌瘤（2003 年）；轻度脂肪肝；胆囊切除术后。

四、体质辨识报告

表 3-47-1　体质辨识结论图表

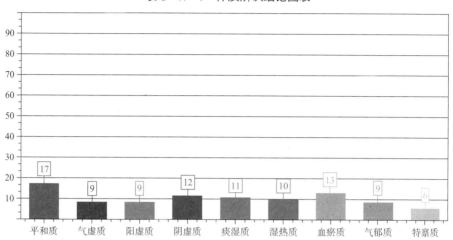

五、体质报告结论：阴虚质兼血瘀质。

六、体质分析

阴虚质：睡眠差，易醒，夜尿次数多，5~6 次 / 晚；口干明显；大便干结；舌红，脉细。

血瘀质：患者皮肤偶见散在瘀斑；关节疼痛；彩超检查示：右侧甲状腺囊肿 3.9 mm × 2.6 mm；既往病史包括冠心病、心肌缺血、动脉硬化、甲状腺结节、肺癌（2022 年）、子宫肌瘤（2003 年）、胆囊切除术后；舌下脉络色深，脉弦。

七、调体方案

早空腹：血瘀质膏方。

晚睡前：阴虚质膏方。

一次 1 袋（18 g），一日两次，3 个月为一周期。

{饮食禁忌} 阴虚体质的人宜少食油腻、辛辣、性味温热等易损伤人体阴液的食物，如油炸物、辣椒、花椒、韭菜等；血瘀体质的人宜少食生冷、寒凉、酸涩等容易凝滞血脉的食物，如冷饮、绿豆、梨、柿子、田螺等。

{个体化调养建议} 起居有节，注意避暑；适度运动（散步、太极拳、八段锦等）；保持心情舒畅，心境平和（下棋、喝茶、听轻快的音乐等）。

八、复诊

该患者初诊辨识体质以血瘀质和阴虚质为主；经调理并定期多次复诊体质

后，仍以上述体质为主，倾向于痰湿质、气虚质；最近一次复诊体质，患者阴虚质、血瘀质数值较前降低，平和质数值保持不变。

表 3-47-2　复查体质辨识结论图表

复诊时间：2024 年 7 月 25 日

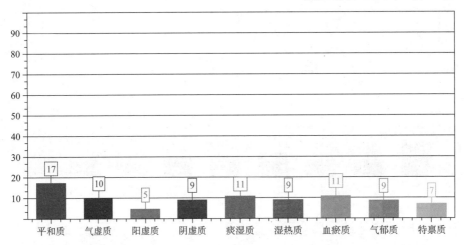

九、疗效反馈

患者自觉精神状态较前改善，面色较前红润；夜尿较前减少，每晚 1~2 次，有时甚至不起夜；甲状腺囊肿较前变小，现在为 3.0 mm；肺结节、肾结节也有相应缩小。

通过体质调理，患者体检指标变化情况如图 3-47-1：

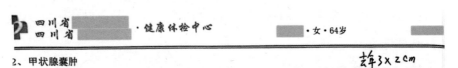

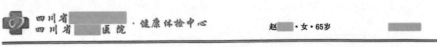

图 3-47-1　甲状腺指标对比

反馈视频二维码

十、体会

该患者初次辨识体质以阴虚体质和血瘀体质为主，患者本身基础疾病多且较重，故调理体质需较长时间方能见效。该患者长期患病后身体虚弱，气血消耗过度，导致阴液亏损，或为肝肾阴虚，阴精不能濡养，虚火内扰，阴血暗耗，血行不畅，日久血脉凝滞，则生瘀血，应滋阴活血通络，使用阴虚质膏方和血瘀质膏方。建议定期复诊体质，及时调整调体方案，还可配合其他体质膏方和饮食、情志、运动等综合调理。

案例 48
湿热质兼血瘀质

（高血压、脑梗死后遗症、肺多发结节）

姓名：赵某某　　性别：男　　年龄：78 岁　　初诊时间：2021 年 7 月

一、主诉：发现高血压 40 年，脑梗死后遗症 10 年。

二、病史资料：有家族遗传性高血压，高血压病史 40 年，一直不重视血压控制，后因血压高导致脑梗死，1 个月内连续发生 2 次脑梗死，遗留半侧肢体无力、沉重，行走不稳，走路左偏，活动后易累；精神状态不佳，易疲乏；食欲不佳，纳食不香；睡眠欠佳，多梦，流涎，夜尿次数多；舌红，苔黄腻，舌下脉络色深，脉弦滑。

三、西医诊断：高血压；脑梗死后遗症；肺部结节。

四、体质辨识报告

表 3-48-1 体质辨识结论图表

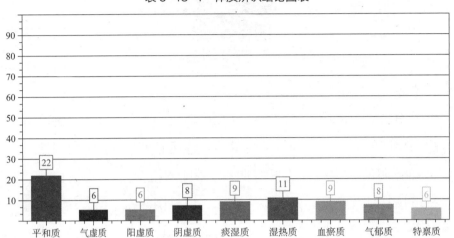

五、体质报告结论：湿热质兼血瘀质。

六、体质分析

湿热质：精神状态不佳，易疲乏；食欲不佳，纳食不香；舌红，苔黄腻，脉弦滑。

血瘀质：高血压 40 年，一直不重视血压控制，后因血压高导致脑梗死，1 个月内连续发生 2 次脑梗死，遗留半侧肢体无力、沉重，行走不稳，走路左偏，活动后易累；舌红，舌下脉络色深，脉弦。既往有肺结节病史。

七、调体方案

早空腹：湿热质膏方。

晚睡前：血瘀质膏方。

一次 1 袋（18 g），一日两次，3 个月为一周期。

{饮食禁忌}湿热体质的人宜少食辛辣燥烈、大热大补、易助长人体湿热的食物，同时宜戒烟戒酒；血瘀体质的人宜少食生冷、寒凉、酸涩等容易凝滞血脉的食物，如冷饮、冰冻食品、绿豆、梨、柿子、田螺等。

{个体化调养建议}起居有常，避暑祛湿；保持心情愉快，心境平和（听轻音乐、下棋等）；中风后需要适度运动（散步）。

八、复诊

该患者大体以湿热质为主，兼夹血瘀体质，倾向于痰湿质、阴虚质；经调理，定期复诊体质以平和质为主，而倾向于痰湿质、血瘀质；最近一次复诊体质以痰湿质为主，兼夹血瘀质，湿热质数值较前明显降低，但患者目前整体仍以湿性体质和血瘀体质为主。

表 3-48-2　复查体质辨识结论图表

复诊时间：2024 年 7 月 1 日

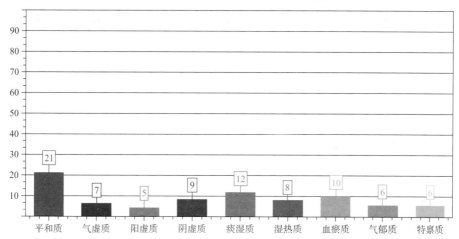

九、疗效反馈

患者最开始 3 个月自觉无明显效果，曾打算放弃调理；坚持至今，目前整体状态明显提升；睡眠较前明显改善，睡眠时间可达到 8 小时，夜间未再做梦，夜尿次数明显减少，现夜尿 1 次；食欲好，纳食香；腿脚轻松、行走有力，走路不偏，上坡都可以正常行走，每天能走 1 万步左右；体检发现左肺上叶及右肺结节消失，左肺下叶结节大小不变，患者女儿也非常认可，支持中医体质调理。

经过体质调理，患者体检变化情况如图 3-48-1 所示：2022 年与 2023 年胸部 CT 对比，左肺上叶及右肺结节消失，左肺下叶结节大小不变。

反馈视频二维码

2022 年 6 月 24 日胸部 CT：

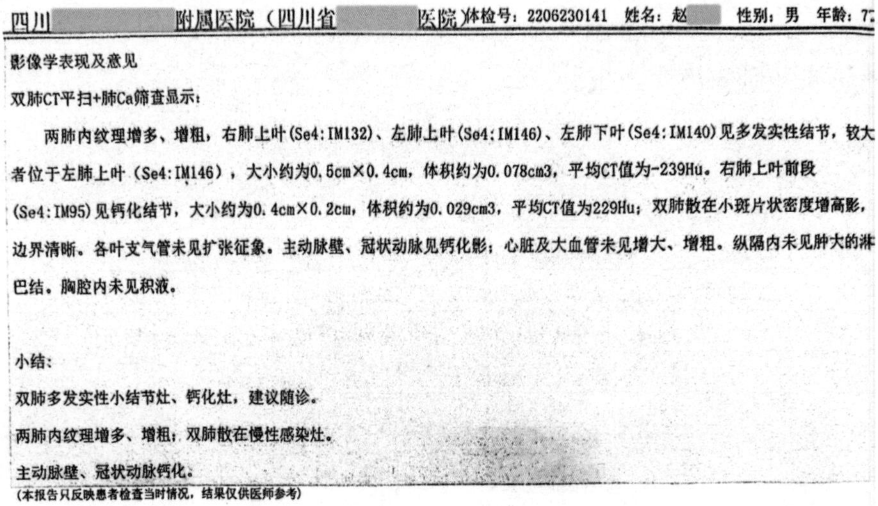

2023 年 7 月 31 日胸部 CT：

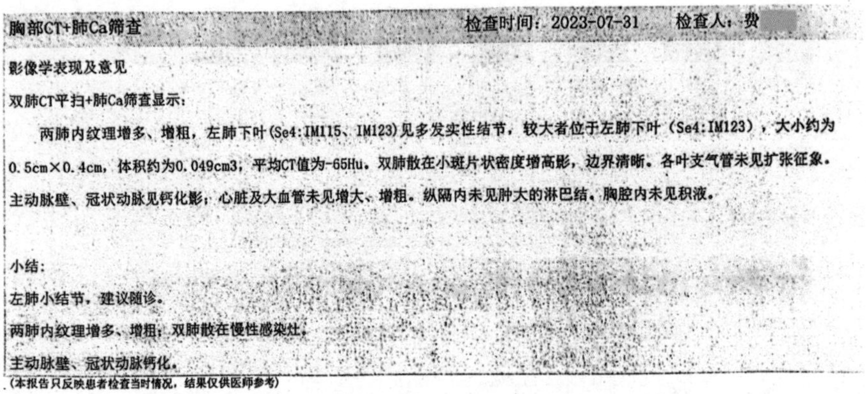

图 3-48-1　胸部 CT 对比

十、体会

高血压、中风偏瘫等后遗症，药物效果非常有限，通过积极、正规的康复治疗，大部分病人可达到生活自理，甚至回到工作岗位。而中医认为高血压、中风多由于病程日久，脉络不通，血行不畅，日久形成瘀血，瘀血凝聚，阻滞脉络、脑窍而成，故需活血化瘀通络。而血瘀质膏方能改善由瘀血阻滞而成的后遗症，起到活血化瘀通络的作用；同时可根据患者症状及体征配合湿热质膏方，清热利湿。而湿性黏滞，病程缠绵难愈，故调理周期会较长，使用膏方后初期见效不明显，但长期使用、定期复诊体质，并对症及时调整，方能获得最佳疗效。

案例 49

阳虚质兼阴虚质

（高血压、肺结节、怕冷、失眠）

姓名：郑某某　　性别：女　　年龄：69 岁　　初诊时间：2024 年 5 月

一、主诉：怕冷、寐差半年。

二、病史资料：怕冷明显，夜间睡觉需穿袜子，怕吹空调；睡眠质量差，频繁醒转，入睡困难，需口服安眠药入睡，睡眠时间为 2~3 小时，夜尿次数多；易急躁；大便不成形，易腹泻，大便黏滞不爽（粘马桶）；舌淡，苔少，脉细弱。

三、西医诊断：高血压；肺结节；失眠；肝囊肿；双肾囊肿。

四、体质辨识报告

表 3-49-1　体质辨识结论图表

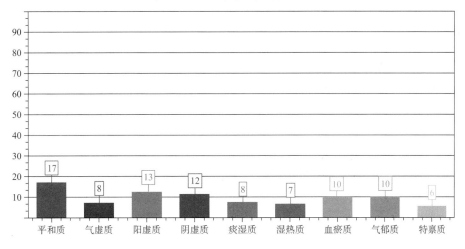

五、体质报告结论：阳虚质兼阴虚质。

六、体质分析

阳虚质：怕冷明显，夜间睡觉需穿袜子，怕吹空调；大便不成形，易腹泻；舌淡，脉弱。

阴虚质：睡眠质量差，频繁醒转，入睡困难，睡眠时间为 2~3 小时，夜尿次数多；易急躁；苔少，脉细。

七、调体方案

早空腹：阳虚质膏方。

晚睡前：阴虚质膏方。

一次 1 袋（18 g），一日两次，3 个月为一周期。

{饮食禁忌}阴虚体质的人宜少食油腻、辛辣、性味温热等易损伤人体阴液的食物；阳虚体质的人宜少食性味寒凉、生食冷食等易损伤人体阳气的食物。

{个体化调养建议}饮食有节，起居有常，避暑避寒；适量运动（如太极站桩）；保持心情舒畅，心境平和（下棋、听音乐等）。

八、复诊

该患者体质调理时间尚短，最近一次复诊体质，阳虚质、阴虚质数值较前明显降低，平和质数值较前升高。

表 3-49-2   复查体质辨识结论图表

复诊时间：2024 年 7 月 11 日

体质	数值
平和质	19
气虚质	6
阳虚质	7
阴虚质	8
痰湿质	8
湿热质	10
血瘀质	11
气郁质	7
特禀质	5

九、疗效反馈

调理 1 个周期后：

睡眠质量较前改善，服用安眠药药量较前减少，入睡较前明显改善；怕冷较前好转，夜间睡觉未再穿袜子，现可以吹点空调；大便情况较前改善；自觉调理后心态平和，身心舒服。

反馈视频二维码

十、体会

该患者阳虚质和阴虚质较为明显，调理上需要温阳补肾，滋养肾阴，使用阳虚体质膏方和阴虚体质膏方能有效改善患者怕冷、失眠、大便不成形、易腹泻等症状。患者调理时间尚短，但患者反馈调理效果明显，症状较前明显改善，说明患者使用阴虚及阳虚体质膏方十分对证；但体质要向更好的平和质转变，仍然需要长期坚持体质调理。

案例 50

阴虚质兼血瘀质

（神经性皮炎、高血压）

姓名：钟某某　　性别：女　　年龄：66 岁　　初诊时间：2023 年 11 月

一、**主诉**：皮肤瘙痒反复发作 20 余年，高血压 10 余年。

二、**病史资料**：皮肤瘙痒，夏季发作，出汗后加重；肢体沉重，疲劳乏力，走路易累；易感冒，感冒后咳嗽 2~3 个月；高血压家族史，夏季血压控制可，规律口服降压药；睡眠差；舌暗红，苔少，有瘀点，脉弦细。

三、**西医诊断**：神经性皮炎；高血压；失眠；脂肪肝；肺结节；慢性支气管炎；肝囊肿；左肾结晶；腰椎间盘突出术后。

目前用药：硝苯地平控释片、吲达帕胺片（常规量）。

四、体质辨识报告

表 3-50-1　体质辨识结论图表

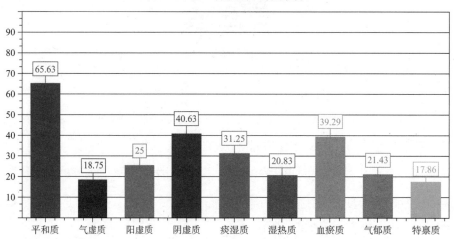

五、体质报告结论：阴虚质兼血瘀质。

六、体质分析

阴虚质：皮肤瘙痒，神经性皮炎，夏季发作，失眠；苔少，脉细。

血瘀质：脂肪肝；肺结节；肝囊肿；腰椎间盘突出术后；舌暗红，有瘀点，脉弦。

气虚质：疲劳乏力，走路易累；易感冒，感冒后咳嗽 2~3 个月。

七、调体方案

早空腹：血瘀质膏方。

晚睡前：阴虚质膏方。

一次 1 袋（18 g），一日两次，3 个月为一周期。

{**饮食禁忌**} 阴虚体质的人宜少食油腻、辛辣、性味温热等易损伤人体阴液的食物，如油炸物、辣椒、花椒、韭菜等。血瘀体质的人宜少食生冷、寒凉、酸涩等容易凝滞血脉的食物，如冷饮、冰冻食品、绿豆、梨、柿子、田螺等。

{**个体化调养建议**} 起居有常，注意避暑；加强户外运动（慢跑、太极拳、八段锦、五禽戏等）；保持心境平和、心情愉悦（远足、听轻音乐等）。

八、复诊

该患者初诊体质以阴虚、血瘀体质为主，且痰湿质也较为明显；经调理，多次复诊体质，偶尔倾向于气虚体质。从定期复诊的结果可以看出患者阴虚、血瘀体质明显，但其数值较前降低。

表 3-50-2　复查体质辨识结论图表

复诊时间：2024 年 6 月 22 日

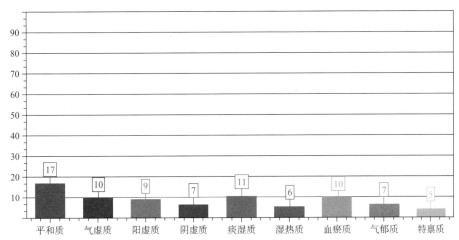

平和质	气虚质	阳虚质	阴虚质	痰湿质	湿热质	血瘀质	气郁质	特禀质
17	10	9	7	11	6	10	7	5

九、疗效反馈

调理 2 个月：

感觉身体轻松、精神好，疲劳乏力较前明显好转。

调理 5 个月：

精气神较前改善，疲乏感消失，目前走路不累；神经性皮炎今年夏季未再复发；感冒后咳嗽 10 天就可明显缓解；正常服用降压药物，结果发现血压偏低，现在降压药减为一种（硝苯地平控释片），药量减为半粒。

反馈视频二维码

十、体会

该患者病程日久，久病耗伤津液，而致阴虚，阴虚不能敛阳，故阳气亢盛，因此导致神经性皮炎；且病久阻遏气血运行，气血运行不畅，脉络不通，则生瘀血，所以易生结节、囊肿等疾患。该患者病程日久，经体质辨识后，目前口服阴虚质膏方和血瘀质膏方，有效改善了皮肤瘙痒、失眠、咳嗽日久不愈等问题，定期复诊再配合其他体质膏方调理，"因时制宜"，使患者身体向更好的平和体质转变。目前患者调体时间尚短，但效果颇佳，为了进一步改善病症，更需长期坚持服用体质膏方，这充分体现了中医体质调理"长效第一"的宗旨。

案例 51

阴虚质兼气虚质

（严重睡眠障碍、下肢静脉曲张）

姓名：朱某某　　性别：男　　年龄：66 岁　　初诊时间：2020 年 6 月

一、主诉：寐差 1 年余。

二、病史资料：睡眠质量差，易醒，睡眠时间为 4 小时左右；平素易感冒，季节交替时明显；汗多，动则出汗；口干、口苦；眼干涩，流泪；牙龈易出血；舌红，苔少，有瘀点，脉弦细。

三、西医诊断：严重睡眠障碍；下肢静脉曲张。

四、体质辨识报告

表 3-51-1　体质辨识结论图表

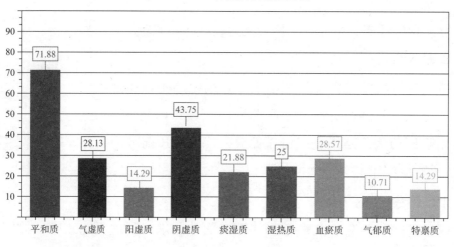

五、体质报告结论：阴虚质兼气虚质。

六、体质分析

阴虚质：睡眠质量差，易醒，睡眠时间为 4 小时左右；口干；眼干涩，流眼泪；牙龈易出血；舌红，苔少，脉弦细。

气虚质：平素易感冒，季节交替时明显；汗多，动则出汗。

七、调体方案

早空腹：气虚质膏方。

晚睡前：阴虚质膏方。

一次 1 袋（18 g），一日两次，3 个月为一周期。

{饮食禁忌}气虚体质的人宜少食生冷性凉、油腻厚味、辛辣刺激等容易耗气破气的食物，如冷饮、冰冻食品、薄荷、香菜、胡椒、大蒜、柚子、萝卜、槟榔等；阴虚体质的人宜少食油腻、辛辣、性味温热等易损伤人体阴液的食物，如油炸物、辣椒、花椒、韭菜等。

{个体化调养建议}起居有节，避风寒；适度运动（散步、太极拳、八段锦等）；保持心情舒畅（喝茶、下棋、听轻快的音乐等）。

八、复诊

该患者初次辨识体质以阴虚质为主，倾向于气虚质、血瘀质；定期多次复诊，直至 2022 年上半年患者均保持平和质；2022 年下半年开始，患者复诊体质则以平和质为主，倾向于痰湿质、血瘀质、阴虚质；最近一次复诊体质阴虚质、气虚质、血瘀质等偏颇体质数值均较前下降。

表 3-51-2　复查体质辨识结论图表

复诊时间：2024 年 4 月 9 日

平和质	气虚质	阳虚质	阴虚质	痰湿质	湿热质	血瘀质	气郁质	特禀质
19	8	7	9	10	8	9	7	7

九、疗效反馈

调理 1 个月：

睡眠较前改善，现在睡眠时间达 7~8 小时，中午午休。

调理 1 年后：

汗多、动则出汗症状较前好转；口干、口苦较前缓解；

反馈视频二维码

牙龈易出血情况较前改善；目前免疫力提高，感冒较前减少；现在无明显眼干涩，且流眼泪较前改善；左膝内侧静脉曲张明显改善。

十、体会

该患者阴虚体质明显，兼夹气虚质、血瘀质，正所谓"正气存内，邪不可干"，正气充足，驱邪有力；且"气能行血"，气行则血行，故初次调理考虑使用气虚体质膏方和阴虚体质膏方。体质调理是一个漫长的过程，在调理过程中可能会受到节气、环境、急病等的影响，从而影响体质辨识结果，所以调理体质需要长期坚持。该患者调理至今已有 5 年，现患者体质基本以平和质为主，通过体质调理，患者症状较前得到很大改善。体质调理需要遵循"长效第一"的宗旨，只有长期坚持调理，方能取得满意的效果。

参考文献

［1］南京中医药大学.伤寒论译释［M］.上海：上海科学技术出版社，2010.

［2］徐忠可.金匮要略论注［M］.北京：人民卫生出版社，1993.

［3］张志聪.黄帝内经素问集注［M］.上海：上海科学技术出版社，1959.

［4］张志聪.黄帝内经灵枢集注［M］.北京：学苑出版社，2006.

［5］巢元方.诸病源候论［M］.北京：中国医药科技出版社，2011.

［6］孙思邈.备急千金要方［M］.北京：人民卫生出版社，1994.

［7］孙思邈.千金翼方校译［M］.北京：人民卫生出版社，2014.

［8］王焘.外台秘要方［M］.北京：中国医药科技出版社，2011.

［9］靳琦.王琦辨体—辨病—辨证诊疗模式—中医体质理论的临床应用［M］.
北京：中国中医药出版社，2006.

［10］中华中医药学会.中医体质分类与判定［M］.北京：中国中医药出版社，
2009.

［11］中华中医药学会.中医养生保健技术规范——膏方［M］.北京：中国中医
药出版社，2010.

［12］尤虎.九种体质养生膏方［M］.北京：中国中医药出版社，2012.

［13］尤虎.九种体质养生膏方［M］.2 版.北京：中国中医药出版社，2019.

［14］尤虎.九种体质心身养生［M］.北京：中国中医药出版社，2013.

［15］尤虎.九种体质太极养生［M］.北京：人民体育出版社，2014.

［16］中国中医科学院中药研究所.固正保和九体草本膏：九种体质膏方定性"制
剂质量标志物"研究报告［R］.北京：中国中医科学院，2021.